Anita Steinbach
Johann Donis

Langzeitbetreuung Wachkoma

Eine Herausforderung
für Betreuende und Angehörige

SpringerWienNewYork

Dipl. Gesundheits- und Krankenschwester Anita Steinbach
Prim. Dr. Johann Donis
Apalliker Care Unit, Neurologische Abteilung
Geriatriezentrum am Wienerwald
Wien, Österreich

© 2004 Springer-Verlag/Wien
Printed in Austria
Springer-Verlag Wien New York ist ein Unternehmen von Springer Science+Business Media
springer.at

Satz: H. Meszarics • Satz & Layout • A-1200 Wien
Druck: G. Grasl Ges.m.b.H., A-2540 Bad Vöslau
Umschlagbilder von den Autoren
Gedruckt auf säurefreiem, chlorfrei gebleichtem Papier – TCF
SPIN 10992043

Bibliografische Information der Deutschen Bibliothek
Die Deutsche Bibliothek verzeichnet diese Publikation in der Deutschen Nationalbibliografie;
detaillierte bibliografische Daten sind im Internet über http://dnb.ddb.de abrufbar.

ISBN 3-211-21189-6 Springer-Verlag Wien New York

Geleitwort

Der 4. April 2002 ist ein Tag wie jeder andere. Ich führe meine Frau um etwa 8.00 Uhr zur Arbeit. Ich lasse sie, wie so oft, an der Ampel aussteigen und denke mir, dass sie eine unverschämt attraktive Frau ist, der man ihre 51 Jahre keinesfalls ansieht. Wir führen eine glückliche und harmonische Ehe. Unsere Tochter ist fast 18 Jahre alt und wird zunehmend selbstständiger.

Ich fahre weiter zu meinem Arbeitsplatz. Ein ganz normaler Tag? Leider nein. Um 11.00 Uhr werde ich von einem Kollegen aus einem Meeting geholt, meine Tochter suche mich verzweifelt. Meine Frau ist zu Hause zusammengebrochen. Notarzt – Bangen und Beten – Allgemeines Krankenhaus Wien – Operation – Bangen und Beten.

Ein Tag, der zur Zäsur geworden war.

Ein Tag, der uns gelehrt hatte, dass so etwas nicht nur den anderen passiert.

Ein Tag, der alle bisherigen Wichtigkeiten auf das reduziert hatte, was wir so schwer wahrhaben wollen: Wichtig ist stets das, dem wir Bedeutung geben.

Aus einer voll im Leben stehenden Frau war ein hilfloser Pflegefall geworden: halbseitig gelähmt, Ernährung über eine Magensonde, zwei Drittel des Gehirns von Infarkten übersät und somit inaktives Gewebe, praktisch keine sinnvolle (im Verständnis der „voll" im Leben stehenden Menschen) Reaktion auf irgendwelche Reize, inkontinent, bewegungsunfähig.

Gerade sie, die es mit der Gesundheitsvorsorge, Ernährung und Bewegung immer sehr ernst genommen hatte. Was war passiert?

Meine Frau hatte eine schwere Gehirnblutung erlitten, die in mehreren Operationen so gut versorgt wurde, wie es ging, die aber eine Rückkehr in ein einigermaßen „normales Leben" nicht aussichtsreich erscheinen ließen. Am 9. 1. 2003 verstarb sie an einer Krankheit, die nicht unmittelbar in Zusammenhang mit dem erlittenen Gehirn-Aneurysma zu sehen ist.

Und wie erging es mir dabei, dem unmittelbaren Angehörigen? Was dachte ich, was wollte ich wissen? Wer konnte mir helfen? Die Antwort ist ernüchternd. Ich war heillos überfordert. Durch meinen Kopf gingen Hunderte von Fragen. Das Spektrum reichte von medizinischen Fragestellungen (Diagnose, Operationen, Therapien, Prognosen usw.) über administrative (welche Behörden, Arbeitgeber, Pensionsversicherung, Krankenversicherung usw.) bis hin zu persönlichen (Tochter, Ehe, Arbeit, Pflege usw.). Die angebotenen Beratungsstellen erwiesen sich bald als freundlich, aber wenig hilfreich. Freunde, Verwandte, Bekannte zeigten sich teils als wahre Hilfen, aber vielfach selbst überfordert, also suchte ich im Buchhandel nach Literatur, wurde aber nicht fündig.

Mit dem vorliegenden Buch ist es gelungen, ein übersichtliches Werk zu präsentieren, das allen Angehörigen von Patienten im Wachkoma eine echte Hilfestellung bietet. Durch seine breite thematische Fächerung finden aber auch alle anderen Interessierten tiefgreifende Einblicke in Pflegethemen, ethische und viele andere Fragen. Für mich wären viele meiner brennenden Fragen hinreichend beantwortet worden, doch leider gab es dieses Werk damals noch nicht. Möge es also nun dazu beitragen, die vielfältigen Aspekte leidgeprüfter Angehöriger und anderer Interessenten zu erhellen.

Erwin Populorum

Inhaltsverzeichnis

Charakterisierung der Wachkoma-Patienten und der Einrichtungen für ihre Betreuung

Einleitung

Menschen mit dem klinischen Bild eines apallischen Syndroms, in der anglo-amerikanischen Literatur als vegetative state und umgangssprachlich als Wachkoma bezeichnet, sind eine in jeder Hinsicht bemerkenswerte Patientengruppe.

Mit einer über Monate oder auch Jahre hinweg reduzierten Bewusstseinslage und neurologisch wie neuropsychologisch definierten äußerst auffälligen Verhaltensmustern stellen sie ohne Zweifel eine enorme Herausforderung dar. Das gilt sowohl für betreuende professionelle Gruppen wie Ärzte, Pflegepersonal, Physiotherapeuten, Ergotherapeuten, Logopäden und Psychologen als insbesondere auch für die betroffenen Angehörigen.

In jeder Minute des Mitdabeiseins ist man neu gefordert und dennoch ist unser Tun häufig begleitet von Unsicherheit und Zweifel über die Richtigkeit und vielleicht auch über die Sinnhaftigkeit.

Gleichzeitig führt uns die Beschäftigung mit diesem Thema regelhaft und meist sehr rasch an die Grenzen unseres persönlichen Verantwortungsvermögens und der gesellschaftlichen Verantwortungspflicht. Beim Handeln in Grenzbereichen des Menschseins stellt sich oft die Frage nach der Sinnhaftigkeit von Leiden und die Frage danach, wie wir damit umgehen.

Vorliegendes Buch erhebt keinen Anspruch auf Wissenschaftlichkeit, wenngleich wissenschaftliche Erkenntnisse und erprobtes Wissen die Themen bestimmen. Die Inhalte dieses Buches entstanden aus einer Situation der fragenden und neugierigen Hilflosigkeit, aus der Wahrnehmung, dass wir zwar viele Werkzeuge zur Verfügung haben, es aber oft nicht verstehen, sie richtig anzuwenden, und aus der Erkenntnis, dass dieser Betreuungsbereich zwar als wichtig erkannt, aber bis vor kurzem nicht wahrgenommen wurde, obwohl er längst schon hätte verwirklicht werden sollen.

Die stationäre Langzeitbetreuung von Patienten in den frühen Remissionsstadien eines apallischen Syndroms, von Patienten, die nach Akuttherapie und einer oft bis zu einem Jahr oder manchmal auch länger dauernden Frührehabilitation nicht daheim betreut werden können, ist noch immer ein wenig beachteter Bereich in der neurologischen Rehabilitationskette. Wir sprechen also von den Betreuungsinstitutionen, von denen landläufig gemeint wird, dass dort keine Verbesserungen an den Patienten mehr stattfinden können, es in der Regel zu einer Verschlechterung kommt, die Erhaltung des Zustandes schon ein großer Erfolg ist und Lebensqualität eine unrealisierbare Wunschfantasie ist. Häufig hört man auch den Nachsatz, dass es für Menschen im apallischen Syndrom Lebensqualität natürlich auch gar nicht geben kann.

So ist es aber nicht!

Wir bieten hier in einem umfassenden Gesamtkonzept Information zum Thema und Anleitung für alle jene Menschen innerhalb und außerhalb von Institutionen, die sich bereits um die Betreuung dieser Patienten bemühen oder beabsichtigen es zu tun. Es geht hier nicht nur um das Was, sondern auch um das Wie der Betreuung, und wir werden ihnen auch Argumente für das Warum anbieten, weil wir wissen, dass die aktuelle gesundheits- und sozialpolitische Entwicklung wohl zunehmend weniger Rücksicht auf die nehmen wird, die keine Stimme haben.

Historischer Rückblick

Kretschmer 1940

Der Begriff „apallisches Syndrom" wurde von E. Kretschmer (1940), einem deutschen Neurologen, in die Literatur eingeführt. Kretschmer beschreibt: „Der Patient liegt wach da mit offenen Augen. Der Blick starrt geradeaus oder gleitet ohne Fixationspunkt verständnislos hin und her. Auch der Versuch die Aufmerksamkeit hinzulenken gelingt nicht oder höchstens spurenweise; Ansprechen, Anfassen, Vorhalten von Gegenständen erweckt keinen sinnvollen Widerhall. Die reflektorischen Flucht- und Abwehrbewegungen können fehlen. Es fehlt manchmal auch das reflektorische Zurückgehen in die Grundstellung bzw. in die optimale Ruhestellung, mit dem der Gesunde zufällige, nicht mehr gebrauchte, besonders auch unzweckmäßige oder unbequeme Körperstellungen automatisch zu beenden pflegt. Infolgedessen können diese Kranken in aktiv oder passiv gewordenen Zufallsstellungen verharren bleiben. Dieses Verhalten kann entweder auf der Unfähigkeit einer sinnvollen Reizerwiderung oder auf einer primären Antriebsstörung beruhen. Im Gegensatz dazu kann das elementare Irradiieren unverarbeiteter und ungebremster Außenreize enorm gesteigert sein, sodass sensible Reize mit Zuckungen beantwortet werden können. Trotz Wachsein ist der Patient unfähig zu sprechen, zu erkennen, sinnvolle Handlungsformen in erlernter Art durchzuführen. Dagegen sind bestimmte vegetative Elementarfunktionen, wie etwa das Schlucken erhalten. Daneben treten die bekannten frühen Tiefenreflexe, wie Saugreflex, Greifreflex hervor. Es kann mit variablen Begleitsymptomen von anderen Hirnteilen einhergehen, zum Beispiel mit Tonuserhöhungen, extrapyramidalen Hyperkinesen (Chorea, Athetose, Tremor)."

In eindrucksvoller Weise wurde hier erstmals jenes Krankheitsbild beschrieben, mit dem wir uns in der Folge auseinandersetzen.

Wie entstand nun der Name „apallisches Syndrom"?

Kretschmer hielt fest, dass dieser Zustand wohl auf eine Blockierung oder einen Ausfall der Großhirnfunktionen, die in der Gehirnrinde, im Gehirnmantel, lokalisiert sind, und auf ein Absinken der Gehirnfunktion auf eine Ebene darunter, die Mittelhirnebene, zurückzuführen sei (Pallium = Gehirnmantel, apallisch = ohne Gehirnmantel). Während also die Funktion des Großhirnes zumindest im Vollbild weit gehend ausgefallen ist, bleibt die Funktion des Hirnstammes, in dem lebenswichtige Zentren lokalisiert sind, meist erhalten.

Kretschmer ging aber bereits damals auf die Prognose ein, indem er feststellte, dass es sich um ein Durchgangssyndrom, also einen Zustand, der prinzipiell reversibel ist, handelt und dass trotz schwerster neurologischer Ausfälle eine weit gehende, mitunter auch vollständige Rückbildung möglich ist.

Gerstenbrand 1967

In der Folge verschwand aus nicht nachvollziehbaren Gründen das Interesse an diesem Krankheitsbild für fast 3 Jahrzehnte. Erst der vom bekannten öster-reichischen Neurologen F. Gerstenbrand (1967) verfassten umfangreichen Mo-nographie „Das traumatische apallische Syndrom" ist es zu verdanken, dass das apallische Syndrom wieder Thema wissenschaftlicher Publikationen wurde. Die in seinem Buch beschriebenen klinischen Bilder und Remissionsstadien sind bis heute unumstritten gültig. Gerstenbrand wies bereits 1967 eindring-lich auf die Notwendigkeit und Sinnhaftigkeit einer konsequenten Rehabilita-tion und professionellen Betreuung der Patienten hin, als er schrieb: „Die Beschäftigung mit diesen schweren Fällen schien zunächst aussichtslos, da sie wohl das akute Stadium überlebten, aber dann nach einer längeren Periode, die Wochen oder Monate dauern kann, meist unter den Zeichen einer inter-kurrenten Erkrankung oder eines Marasmus verstarben. Die wenigen Patien-ten aber, die dieses schwerste Zustandsbild einer Hirnschädigung überstanden, konnten dem Leben nicht mehr eingegliedert werden und gingen zum Teil in den Versorgungshäusern, zum Teil in psychiatrischen Anstalten nach langem Siechtum zugrunde. Erst die Verbesserung der Rehabilitationsmethoden brach-te eine Wende. Es wurde möglich, einem Teil dieser scheinbar verlorenen Patienten den Anschluss an die Familie und das soziale Leben zu geben ..."

Jennett und Plum 1972

Wenige Jahre nach Gerstenbrand beschrieben die angloamerikanischen Autoren B. Jennett und F. Plum (1972) das gleiche Krankheitsbild und gaben ihm aufgrund der oft im Vordergrund stehenden enthemmten vegetativen Funktionen (Herz-Kreislauf-, Atemfunktion, Schweiß-, Speichelsekretion etc.) den Namen „vegetative state", gingen aber nicht auf die prinzipielle Rück-bildungsfähigkeit des Syndroms ein. Sie schlugen darüber hinaus vor, bei aus-bleibender klinischer Besserung nach einem Monat den Begriff „persistent ve-getative state" und bei ausbleibender Besserung nach einem Jahr den Begriff „permanent vegetative state" zu verwenden.

Aus der Diagnose „permanent vegetative state" war somit nolens volens ein prognostischer Begriff geworden und, auch wenn es keiner wahrhaben woll-te, einmal ausgesprochen, drängt sich immer wieder das Wort „vegetables" für Patienten mit einem „permanent vegetative state" auf. B. Jennett selbst kriti-siert in einer seiner letzten Publikationen diese unglückliche „Wortspielerei". Die Autoren selbst dürften von Anfang an mit dem Begriff vegetative state nicht sehr glücklich gewesen sein, sonst hätten sie ihrem Publikationstitel nicht den

Nachsatz „a syndrome in search of a name" gegeben. 1996 wurde in einem Konsensus-Meeting endgültig empfohlen, die Bezeichnungen persistent oder permanent wieder zu streichen, was aber an der grundlegend pessimistischen, um nicht zu sagen negativistischen Grundeinstellung im angloamerikanischen Raum diesem Krankheitsbild gegenüber nichts mehr ändern konnte.

Dies ist auch der Grund, warum sich das Interesse hier vordergründig eher auf die Frage eines mehr oder weniger würdevollen Sterbens als auf die Frage eines würdevollen Lebens konzentriert.

Um es vorweg festzustellen: Ärzte und Betreuende sind weder beauftragt den sozialen Wert eines Kranken zu beurteilen, noch sind sie Erfüllungs-gehilfen für die Wünsche von Angehörigen oder Organisationen und schon gar nicht können sie ihr Handeln an verschiedenen philosophischen Konzepten ausrichten, die sich mit der Frage beschäftigen, ob Wachheit eine Grund-voraussetzung ist, um als Person zu gelten, oder ob das Fehlen von Wachheit mit sinnloser Hülle und somit lebensunwert gleichgesetzt wird (Kallert 1994).

Symptome eines apallischen Syndroms

Als Kernsymptome sind allen Beschreibungen gemeinsam ein andauerndes Fehlen eines bewussten Wahrnehmens, ein fehlendes Bewusstsein des Patienten seiner selbst und seiner Umwelt und ein Fehlen jeglicher sinnvollen Reaktionen auf äußere Reize bei erhaltenem Schlaf-Wach-Rhythmus.

Diese elementaren Symptome spiegeln sich in der Bezeichnung „Wachkoma", die besonders in der deutschsprachigen Öffentlichkeit weit verbreitet ist, und in der Bezeichnung „Coma vigile", meist in der älteren Literatur verwendet, wider. Wir verwenden in der Folge bewusst den weniger wissenschaftlichen, aber sehr prägnanten Begriff „Wachkoma", in dem sich die zahlreichen Widersprüche, die mit diesem Thema verbunden sind, gut abbilden lassen. Wesentlich ist die Abgrenzung zum Koma, in dem der Patient die Augen ständig geschlossen hält und keinen Schlaf-Wach-Rhythmus zeigt. Erwacht der Patient nicht aus diesem anfänglichen Koma innerhalb von 3–4 Wochen und erliegt er auch nicht den Folgen des auslösenden Ereignisses, so entwickelt sich ein Wachkoma (Plum und Posner 1980).

Die Schwierigkeit der Diagnose ergibt sich trotz penibler Beschreibungsversuche aus der Tatsache, dass Bewusstsein nicht direkt messbar ist und es auch keine Zusatzuntersuchungen gibt, die das Vorhandensein von Bewusstsein beweisen könnten. Das Vorhandensein dieses „Bewusstseins" ist aber von ganz zentraler Bedeutung.

Ob jemand hirntot ist oder nicht, kann man dagegen relativ einfach beantworten.

Das Committee on Ethical Affairs der American Neurological Association definierte 1993 folgende Kriterien, um das Vollbild eines vegetative state gegenüber anderen Zuständen mit eingeschränkter Bewusstseinslage abzugrenzen.

Kriterien zur Diagnose des Vollbildes eines Wachkomas
– Fehlende Wahrnehmung seiner selbst und/oder der Umwelt
– Spontanes oder reflektorisches Öffnen der Augen
– Fehlen jeglicher sinnvollen und reproduzierbaren Kommunikation
– Kein sicheres optisches Fixieren und reproduzierbares Verfolgen äußerer Stimuli
– Bulbi oft divergent mit positivem Puppenkopfphänomen
– Keine emotionelle Reaktion auf Ansprechen
– Keine verbale Kommunikation
– Ungerichtete verbale Äußerungen (Grunzen, Schreien) möglich
– Ungerichtetes Grimassieren möglich (positiv wie negativ)

– Schlaf-Wach-Rhythmus vorhanden
– Hirnstammreflexe und spinale Reflexe sind erhalten
– Primitivreflexe (Saugen, Schlucken, Kauen, Greifen) sind variabel erhalten
– Abwehr-, Halte- und Stellreflexe sind erhalten
– Blutdruckregulation, kardiorespiratorische Funktionen sind erhalten
– Blasen-, Mastdarminkontinenz
– Auf taktile, visuelle und akustische Stimulation treten Massenbewegungen (Wälz-
  bewegungen) und vegetative Symptome (Schwitzen, Speichelfluss, Tachykardie etc.)
  auf
– Beugestellung der Arme mit Faustschluss
– Beuge-/Streckstellung der Beine, Streckstellung der Füße

Pathophysiologisch entspricht das Vollbild dem Niveau eines Neugeborenen. Während bei Patienten im Wachkoma Teile der Gehirnrinde und
Bahnsysteme von und zur Rinde zerstört sind, ist beim Neugeborenen die
Gehirnrinde, also der Sitz unseres Bewusstseins, noch nicht voll entwickelt und
viele Bahnsysteme sind einfach noch nicht funktionsfähig. Ob ein neugebore-
nes Kind Bewusstsein hat, soll einfach jeder für sich entscheiden, denn messen kann man es nicht.

Es soll nochmals besonders darauf hingewiesen werden, dass die oben genannten Kriterien ausschließlich für das Vollbild des Wachkomas gelten und
in der Regel die Patienten in eine Remission eintreten, auch wenn sie nur die
ersten ein oder zwei Remissionsstufen erreichen. Verbleibt der Patient im
Vollbild, verstirbt er auch meist innerhalb weniger Monate. Die Frage, ob eine
Remission eintritt, hängt natürlich außer von einer Vielzahl prognostischer
Parameter auch von Art und Umfang der Betreuung von Anfang an ab. Man
kann aber davon ausgehen, dass bei bis zu 80 % der Patienten eine Remission
eintritt. Unter allen Umständen aber bleibt auch der Patient in den frühen
Remissionsstadien ein Hochrisikopatient.

Um es von Anfang an klarzustellen: Es geht nicht darum, das Überleben unter allen Umständen sicherzustellen und jede noch so aufwendige Therapie-
methode anzuwenden. Es geht darum, jedem Menschen mit einem Wachkoma
eine Chance zu geben, und sei sie auch noch so gering, und es geht darum,
Lebensqualität für diese Menschen sicherzustellen und vermutetes Leiden so
weit wie möglich zu vermindern.

Ursachen eines Wachkomas

Prinzipiell lassen sich 2 Ursachengruppen unterscheiden:

traumatisch bedingtes Wachkoma,
nicht traumatisch bedingtes Wachkoma.

Jedes Schädel-Hirntrauma kann zu einem Wachkoma führen durch direkte Schädigung der Gehirnrinde oder durch Zerstörung der Verbindungsbahnen zwischen Hirnrinde und Hirnstamm. Die Schädigungsmuster sind höchst unterschiedlich, abhängig natürlich von der Art der Gewalteinwirkung. Diese primär traumatischen Schäden sind von sekundär traumatischen Schäden abzugrenzen. Wegen der Umhüllung durch die knöcherne Schädelkapsel kommt es infolge der meist auftretenden zusätzlichen Gehirnschwellung (Gehirnödem) zu einer nochmaligen Druckschädigung der Gehirnrinde oder durch eine Einklemmung im Tentoriumschlitz (das Tentorium ist als Teil der das Hirn umgebenden harten Hirnhaut eine derbe bindegewebige Membran, die sich zwischen Großhirn und Kleinhirn schiebt und eine Öffnung, den Tentoriumschlitz, für den Durchtritt des Hirnstammes hat) oder im Foramen magnum (Hinterhauptsloch) zu einer Schädigung des Mittelhirns, oder der Medulla oblongata, was im letzteren Fall meist tödlich verläuft. In beiden Fällen aber werden nicht nur wichtige Bahnsysteme, sondern auch lebenswichtige Zentren geschädigt. Neben dem mechanischen Druck sind es aber auch abgeklemmte arterielle und venöse Gefäße, die für sekundäre hypoxische Schäden verantwortlich sind.

Als Verursacher von nicht traumatisch bedingtem Wachkoma finden sich eine Vielzahl von Erkrankungen, aber auch exogene Ursachen, die alle eine längerfristige Sauerstoffunterversorgung oder Mangeldurchblutung des Gehirns, insbesondere der Gehirnrinde, zur Folge haben.

Hier sind in erster Linie der plötzliche Herz-Kreislaufstillstand, z. B. in der Folge eines akuten Herzinfarktes, ein lebensbedrohlicher Blutdruckabfall aus den verschiedensten Gründen oder eine lebensbedrohliche tachykarde oder bradykarde Herzrhythmusstörung zu nennen. In zweiter Linie sind es schwere Lungenerkrankungen, wie Asthma oder massive Lungenembolien, die zu einer dramatischen Sauestoffuntersättigung des Blutes führen. Nicht selten, besonders im Kindesalter, ist ein beinahe eingetretener Ertrinkungstod oder Strangulationstod die Ursache für ein Wachkoma.

Zu den nicht traumatischen Ursachen zählen natürlich auch ausgedehnte ischämische Schlaganfälle, Insulte, Hirnblutungen, Subarachnoidalblutungen,

Meningitiden, Enzephalitiden, Hirnabszesse, Hirntumore, aber auch Intoxikationen, die entweder durch ausgedehnte lokale Schädigungen oder aufgrund des sekundären Hirnödems, ähnlich wie bei den primär traumatischen Ursachen, wenn insgesamt auch deutlich seltener, zu einem apallischen Syndrom führen können.

Das Verhältnis zwischen traumatischer und nicht traumatischer Ursache liegt bei etwa 20 : 80. Das bedeutet, dass ein nicht traumatisches apallisches Syndrom wesentlich häufiger vorliegt als ein traumatisches. Ursachen sind einerseits die zunehmend besser werdenden Sicherheitsmaßnahmen im Straßenverkehr und Fahrzeugbau, andererseits die zunehmenden intensivmedizinischen Maßnahmen bei akuten kardiovaskulären oder zerebrovaskulären Erkrankungen, wodurch natürlich mehr Menschenleben gerettet werden, aber auch mehr Defektzustände entstehen. Eine Diskussion darüber ist müßig.

Erwähnt werden soll hier, dass auch primär degenerative Erkrankungen des Zentralnervensystems im Endstadium, also präterminal, zum klinischen Bild eines apallischen Syndroms führen können. Genannt werden sollen: Morbus Alzheimer, Morbus Pick, Jakob-Creutzfeld-Erkrankung, Morbus Huntington sowie eine Reihe seltener Speicher-Erkrankungen und mitochondriale Erkrankungen. Es handelt sich hierbei um eigenständige progrediente Erkrankungen, die unter allen Umständen zum Tod führen und in deren Verlauf terminal vorübergehend das Symptomenmuster eines Wachkomas auftreten kann. Hier wird man durch keine wie immer geartete Maßnahme eine Progredienz zum Tod verhindern oder eine Stabilisierung erreichen können.

Diese Patientengruppe sollte eine Domäne der Palliativmedizin sein.

Häufigkeit des Wachkomas

Obwohl Patienten mit einem Wachkoma nach meist langem Aufenthalt auf Intensivstationen, meist nachfolgender mehrmonatiger Rehabilitation auf Spezialabteilungen sowie häufigen intensivbetreuungspflichtigen Komplikationen zu einer der teuersten Patientengruppen gehören, gibt es kaum verlässliche epidemiologische Daten und überhaupt keine Daten über längerfristige Krankheitsverläufe – nicht weil es diese nicht gibt, sondern weil die Patienten üblicherweise in der Anonymität der Betreuung in der Familie oder in nicht spezialisierten Pflegeinstitutionen untertauchen.

Darüber hinaus ist die Datenlage bezüglich Inzidenz und Prävalenz stark divergierend.

Die Inzidenz (Zahl der Neuerkrankungen pro 100.000 Einwohner) wird mit 0,7 bis 1 pro 100.000 Einwohner angegeben, was möglicherweise mit der unterschiedlichen Diagnosequalität zusammenhängt. Die Prävalenz (Zahl der vorhandenen Erkrankten pro 100.000 Einwohner) streut noch beträchtlicher. Sie liegt zwischen 2 und 10 pro 100.000 Einwohner (Faktor 5!), was wohl mit der sehr unterschiedlichen Qualität der Langzeitversorgung und der daraus resultierenden Überlebensdauer zu erklären ist.

Entscheidend ist aber die Beantwortung der Frage, wieviel Versorgungskapazität besonders im stationären Bereich notwendig ist, wenngleich der Bedarf nach einer exakten epidemiologischen Erfassung außer Zweifel steht. Denn so lange wir nicht ausreichende Informationen über Zahlendimensionen und Krankheitsverläufe haben, ist eine exakte Planung der Versorgung schwierig.

Unabhängig von vor Ort noch zu erhebenden Inzidenz- und Prävalenzzahlen, aber basierend auf den an unsere Langzeitinstitution von Angehörigen und Akutkrankenhäusern in den letzten vier Jahren herangetragenen und dokumentierten Wünschen nach stationärer Aufnahme im Frührehabilitations- wie Langzeitbereich ergibt sich eine Zahl von notwendigen Betten im Frührehabilitationsbereich von etwa 1 pro 100.000 Einwohner bei einer geschätzten Aufenthaltsdauer von 6 Monaten und eine Zahl von notwendigen Betten im stationären Langzeitbereich von 5 pro 100.000 Einwohner bei einer geschätzten durchschnittlichen Überlebenszeit von 3–5 Jahren (hohe Streuung der Überlebenszeit in Abhängigkeit von der Betreuungsqualität). Hierzu ist zu bemerken, dass in stationären Langzeiteinrichtungen meist frühe Remissionsstadien betreut werden, die aufgrund des hohen Pflegeaufwandes daheim kaum vorzufinden sind. Es ist leider noch immer eine Tatsache, dass es zu wenige strukturierte Betreuungsmodelle gibt.

Prognose des Wachkomas: unser Verhalten bestimmt die Prognose und die Prognose unser Verhalten

Trotz mehrfacher Hinweise auf die Unzulässigkeit einer Gleichsetzung wird die medizinisch ungünstige Diagnose eines Wachkomas häufig mit einer ungünstigen Prognose gleichgesetzt. Ungünstige Prognose bedeutet aber in der klinischen Praxis auch Sinnlosigkeit weiterer Maßnahmen – ein Verhalten, das den ungünstigen weiteren Verlauf vorzeichnet. Wir werden darauf näher im Abschnitt „Mögliche Verhaltensweisen von Angehörigen" eingehen. Beispielhaft für Berichte, die sich mit der Prognose beschäftigen, sei die Arbeit von Levy und Mitarbeitern (Levy u. a. 1985) zitiert, in der sie festhielten, dass kein Patient nach einem hypoxisch bedingten Wachkoma, das länger als 1 Monat andauerte, wieder zu Bewusstsein gelangt ist. Bei traumatisch bedingtem Wachkoma stellten die Autoren fest, dass diese Aussage erst nach zumindest 6 Monaten getroffen werden konnte.

Der kritische Punkt in diesem Bericht ist neben der ausstehenden Beantwortung der Frage, was denn Rückkehr zum Bewusstsein bedeutet, die Frage, welche Maßnahmen in diesen 6 Monaten getroffen wurden, um eine Rückkehr zum Bewusstsein zu ermöglichen.

Kurz zurück zu Jennett und Plum (1972).

Jennett und Plum gaben wie erwähnt bei unverändertem Befund nach einem Monat dem vegetative state die Bezeichnung „persistent vegetative state", was ja prinzipiell keine Irreversibilität bedeutet. Stellt sich keine Veränderung innerhalb eines Jahres ein, so wurde die Bezeichnung „permanent" gewählt. Der Begriff „permanent" ist nicht klar abgegrenzt, impliziert aber spontan einen Zustand von Irreversibilität. Welche Konsequenzen diese Kriterien auf das Betreuungsverhalten haben, möge jeder für sich beantworten.

Es stellen sich bei der Diskussion über die Prognose die folgenden Fragen, die kritisch zu beleuchten sind.

Welche Konsequenzen hat die Feststellung, dass ein Zustand persistierend ist, für die Chance auf eine konsequente Frührehabilitation, wissend dass im ersten Jahr Rückbildungen bis zu 70 % beschrieben werden (Choi u. a. 1994)?

Welche Konsequenzen hat die Feststellung, dass ein Zustand persistierend oder permanent ist, auf die Bereitschaft, Frührehabilitation und Langzeitbetreuung zu finanzieren?

Wie gehen wir mit der Tatsache um, dass ein Zusammenhang zwischen effizienter Frührehabilitation und Prognose mehrfach belegt ist?

Wie gehen wir mit der Tatsache um, dass für bis zu 43 % der Patienten Fehldiagnosen angegeben werden (Andrews u. a. 1996)?

Welchen Einfluss hat die Diagnose eines Zustandes, der offensichtlich irreversibel ist, auf die Motivation, Forschung auf diesem Gebiet zu betreiben?

Wieweit impliziert der Begriff „permanent" eine 100%ige Sicherheit betreffend Diagnose und Prognose, die jedoch in keinster Weise den Tatsachen entspricht?

Welchen Einfluss hat die Diagnose auf Fortführung oder Abbruch rehabilitativer Maßnahmen?

Wir kennen kein Krankheitsbild, bei dem trotz so wenigen Wissens über das Krankheitsbild so viel über die Prognose des Krankheitsbildes diskutiert wird.

Wir sind nicht dazu aufgerufen, zwischen prognostisch günstigem und prognostisch ungünstigem Leben zu entscheiden, sondern wir sind aufgerufen, die uns anvertrauten Menschen bestmöglich zu betreuen und ihr Recht auf Leben zu schützen und ihnen eine adäquate Lebensqualität zu ermöglichen.

Hauptfaktoren, die die Prognose beeinflussen

Zweifelsohne beeinflussen zahlreiche Faktoren das weitere Schicksal – nennen wir es eben Prognose – eines Wachkoma-Patienten.

Ganz entscheidend ist die Ursache eines Wachkomas.

Nach einem schweren Schädel-Hirn-Trauma kommt es in ca. 14 % der Fälle zu einem apallischen Syndrom, 52 % der posttraumatischen apallischen Syndrome zeigen nach 1 Jahr wieder Bewusstseinstätigkeit (Levin u. a. 1991).

Von den nicht traumatischen Fällen erlangen etwa 20 % innerhalb von 5 Monaten wieder das Bewusstsein, ein Drittel verstirbt innerhalb eines halben Jahres. Die restlichen ca. 48 % zeigen keine wesentliche Remission, und nach 6 Jahren leben nur mehr 7 % davon (Sazbon u. a. 1993).

Ein Jahr nach dem akuten Ereignis sind bei traumatischer Ursache im Schnitt 19–51 %, bei nicht traumatischer Ursache 31–53 % der Patienten mit apallischem Syndrom verstorben. Der Anteil der Patienten, die nach 1 Jahr noch apallisch sind, liegt zwischen 8 und 65 %, d. h., die Besserungsrate liegt zwischen 92 % und 35 %. Die hohen Streubreiten sind bemerkenswert.

Todesursachen bei Patienten im Wachkoma

Todesursache sind interkurrente Komplikationen oder das Fortschreiten einer vorbestehenden Grunderkrankung.

Man muss sich darüber im Klaren sein, dass Patienten mit einer traumatischen Ursache bis zum Zeitpunkt des Traumas in der Regel völlig gesund waren, während Patienten mit einer nicht traumatischen Ursache in der Regel eine bereits vorbestehende schwere organische Erkrankung hatten, die für sich alleine gesehen mit oder ohne Wachkoma eine weitere Progredienz zeigt.

Als Beispiele seien kardiovaskuläre oder zerebrovaskuläre Erkrankungen mit ihren zahlreichen Risikofaktoren oder pulmonale Erkrankungen angeführt. Die Wahrscheinlichkeit für diese Patienten, an einer nicht Wachkoma-spezifischen, sondern Grunderkrankungs-spezifischen Komplikation zu versterben ist um ein Vielfaches höher, was natürlich eine höhere Mortalität und damit auch schlechtere Prognose bedeutet.

Aufgeschlüsselt nach der Häufigkeit der Todesursachen stehen natürlich entzündliche Komplikationen an erster Stelle, wie Aspirationspneumonien, also schwere Lungenentzündungen, die dadurch entstehen, dass Speichel oder Nahrung fälschlicherweise in die Lunge gelangen, verursacht durch die eingeschränkte Bewusstseinslage, aber auch durch motorische Probleme beim Schlucken. Diese Tatsache unterstreicht auch die fast regelmäßige Notwendigkeit einer so genannten PEG-Sonde (percutane endoskopische Gastrostomie) und die zeitweise Notwendigkeit von gecufften Trachealkanülen, die eine Aspiration verhindern können.

An zweiter Stelle der Todesursachen stehen septische Zustandsbilder, meist ausgehend vom Urogenitaltrakt, da praktisch alle Patienten in einem Wachkoma sinnvollerweise eine künstliche Harnableitung bekommen, sei es nun in Form eines suprapubischen oder transurethralen Katheters.

52 % der Todesfälle bei apallischen Patienten sind durch diese ersten beiden Komplikationsmöglichkeiten bedingt.

Weitere 30 % versterben an Herz-Kreislaufversagen, was nicht verwundert, da die häufigste Ursache des nicht traumatischen apallischen Syndroms ein initiales Herz-Kreislaufversagen ist, mit allen genannten Folgen.

Da das traumatische Wachkoma etwa 20–25 %, das nicht traumatische aber 75–80 % aller Patienten betrifft, ergibt sich eine durchschnittliche Überlebensdauer von 3–5 Jahren mit enormen Streubreiten und mit Überlebenszeiten von bis zu 40 Jahren. In der Regel sind nach 5 Jahren ca. 80–90 % einer Wachkoma-Population verstorben.

Erwähnenswert ist, dass die Vorhersagevalidität der Prognose bei nur 60 % liegt (Hagel und Rietz 1998) – eine Spur besser als Münzenwerfen.

Weitere prognostisch relevante Faktoren

Ein prognostisch relevanter Faktor ist logischerweise das Alter des Patienten, wobei jüngere eine bessere Prognose haben als ältere. Natürlich spielt die Häufigkeit von Komplikationen eine Rolle wie auch die Dauer eines Wachkoma-zustandes. Die meisten Faktoren erscheinen trivial und selbsterklärend. Daneben gibt es eine Reihe weiterer medizinisch diagnostischer Faktoren, die in der Literatur zusätzlich als ungünstig bewertet werden, isoliert aber nur eine fragliche Bedeutung haben und im Folgenden aufgelistet sind:

- langsame oder fehlende initiale Remissionsgeschwindigkeit;
- ein initialer Wert von <5 auf der Glasgow Coma Scale (Beurteilungsskala für die Tiefe eines Komas mit einem Bereich von 0 bis 15);

- beidseitiges Fehlen der somatosensibel evozierten Potenziale des Nervus medianus (beidseitiges Fehlen von N20, ein- oder beidseitiges Fehlen der Welle V bei erhaltener Welle I);
- MRI-Läsionen im Corpus callosum und/oder dorsolateralen Hirnstamm.

Entwicklung des apallischen Syndroms

Jedes primäre Ereignis, sei es nun traumatisch oder nicht traumatisch, führt durch die damit verbundene schwere Schädigung des Gehirns zu einem initialen Koma. Erholt sich der Patient innerhalb von 2–3 Wochen nicht aus diesem Zustand der Bewusstlosigkeit, d. h., beginnt er nicht zunehmend wacher zu werden, wieder zunehmendes Interesse an der Umgebung zu signalisieren und Aufforderungen zu befolgen, so kann aus dem akuten Koma schließlich ein Wachkoma entstehen. Das bedeutet aber auch, dass die Diagnose eines apallischen Syndroms frühestens am Ende des ersten Monates nach dem akuten Ereignis gestellt werden kann.

Es treten in der Folge zunehmend Primitivreflexe wie Saug- und Kaureflexe auf und enthemmte vegetative Symptome (Speichelfluss, vermehrtes Schwitzen, Blutdruck-, Temperaturschwankungen etc.) in den Vordergrund, und der Patient entwickelt den typischen ermüdungsabhängigen Schlaf-Wach-Rhythmus, ohne in den Wachphasen auch wach, d. h. bei Bewusstsein zu sein. Motorisch fallen zunehmend Wälzbewegungen sowie Beugestellung der oberen Extremitäten und Beuge-Streckstellung der unteren Extremitäten auf. Letztlich lassen sich fast regelhaft alle oben beschriebenen Symptome des Vollbildes eines Wachkomas beobachten.

Erholt sich der Patient nicht und entwickelt er auch keine Symptome eines apallischen Syndroms, so ist die Schädigung des Gehirns so ausgeprägt, dass der Patient in der Regel verstirbt, d. h., die Körperhaltung wird zunehmend schlaff, die Eigenreflexe erlöschen und schließlich versagen lebenswichtige Funktionen wie Atmung und Kreislauf.

Diagnose eines apallischen Syndroms

Die Diagnose eines apallischen Syndroms ist auch heute, trotz modernster apparativer Untersuchungsmethoden, nur durch exakte und auch ausreichend lange klinische Untersuchung und Beobachtung möglich. Dementsprechend hoch ist auch die Zahl der Fehldiagnosen.

Obwohl im Vollbild jegliche Bewusstseinstätigkeit fehlen dürfte, fanden sich bei 37 % der Patienten, die als Vollbild des apallischen Syndroms diagnostiziert wurden, Hinweise für Bewusstseinstätigkeit (Childs u. a. 1993). Bei 18 % der Patienten, die mit der Diagnose Wachkoma in eine Langzeitinstitution eingewiesen wurden, war die Diagnose schlichtwegs falsch (Tresch u. a. 1991a) und ebenso war die Diagnose bei 43 % der Patienten, die in ein Rehabilitationszentrum eingewiesen wurden, nicht richtig (Andrews u. a. 1996).

Ursachen von Fehldiagnosen waren vor allem die mangelnde Kenntnis des Krankheitsbildes – was die Notwendigkeit einer fachspezifischen Betreuung unterstreicht – und die Unfähigkeit, Kommunikationsversuche wahrzunehmen – was die Notwendigkeit einer diagnosespezifischen Ausbildung der betreuenden Personen unterstreicht. Darüber hinaus waren es schwerste Behinderungen, die eine Kommunikation und damit die Wahrnehmung von vorhandenem Bewusstsein verhinderten. Anzuführen sind schwere Kontrakturen, Anarthrie, Globalaphasien, aber auch Blindheit und Taubheit oder die Kombinationen von mehreren Ursachen.

Je langsamer die Rückbildung verläuft und je ausgeprägter die Behinderungen der Patienten sind, umso größer ist die Chance, dass sie „apallisch" eingestuft zu werden. Häufig wird in diesen Fällen das Rückbildungspotenzial nicht erkannt.

Wichtig bei der Beurteilung ist natürlich auch das Setting der Untersuchung. Sedierende Medikamente, dazu gehören auch Antispastika, und eventuell Antiepileptika, müssen genauso berücksichtigt werden wie die Lagerung oder der Ermüdungszustand des Patienten.

Eine Untersuchung in entspannter sitzender Position wird sicher ein anderes Ergebnis bringen als eine Untersuchung in Rückenlage nach erschöpfender pflegerischer oder therapeutischer Intervention.

Differentialdiagnosen zum Wachkoma

Ohne hier detaillierter darauf eingehen zu wollen, sollen doch die wichtigsten Differentialdiagnosen und damit Fehldiagnosen erwähnt und kurz beschrieben werden.

Locked-in-Syndrom. Durch Unterbrechung aller Bahnen vom Rückenmark und Hirnstamm zum Gehirn, durch eine Läsion im Bereich der mittleren Brücke in Höhe der Abducenskerne, meist verursacht durch eine Blutung oder einen Schlaganfall in diesem Bereich, ist der Patient unfähig zu sprechen, zu schlucken oder irgendwelche Bewegungen durchzuführen, außer Bewegungen der Bulbi. Das Bewusstsein ist aber völlig intakt. Es besteht ein völlig normaler Schlaf-Wach-Rhythmus. Die Augen sind aber meist geschlossen. Es ist leicht nachzuvollziehen, wie schwierig die Differentialdiagnose nach dem Erwachen des Patienten aus dem ebenfalls vorhandenen initialen Koma ist, wenn der Patient trotz klaren Bewusstseins doch völlig unfähig ist, auf irgendwelche Reize zu reagieren. Nur wenn man bewusst nach diesem Krankheitsbild sucht, wird man auch die Diagnose stellen können.

Akinetischer Mutismus. Durch Läsionen beiderseits im Bereich des Thalamus, Hypothalamus und frontobasal ist der Patient nach dem meist initialen Koma zwar wach in seiner Aufmerksamkeit, aber massiv beeinträchtigt und zeigt kaum Spontanbewegungen oder verbale Äußerungen. Auch hier ist der Schlaf-Wach-Rhythmus völlig normal.

Aus dieser und der obigen Differentialdiagnose ist zu erkennen, wie sehr wir gewohnt sind, Menschen, die nicht auf unser Tun reagieren, voreilig als bewusstlos und damit als wahrnehmungsunfähig und ohne Bewusstsein abzuklassifizieren.

Koma. Bereits früh wurde auf die Differentialdiagnose des apallischen Syndroms zum Koma verwiesen. Zentrales Kennzeichen des Komas ist die anhaltende Bewusstlosigkeit, die durch keinen äußeren Reiz beeinflusst werden kann. Es gibt keine Schlaf-Wach-Phasen. Sehr wohl aber sind durch schmerzhafte Reize motorische Reaktionen möglich. Ein Koma dauert selten länger als 4 Wochen. Entweder kehrt das Bewusstsein schrittweise zurück oder es entsteht ein apallisches Syndrom oder der Patient verstirbt.

Hirntod

Nicht als Differentialdiagnose, aber zur Komplettierung sei der Begriff „Hirntod" erwähnt, da gerade Wachkoma-Patienten in Nichtkenntnis der Sachlage als „hirntot" missinterpretiert werden.

Hirntote sind natürlich auch bewusstlos. Es fehlt aber jegliche Spontanmotorik, die Reflexe sind erloschen, ebenso Hirnstamm- und Hirnnervenfunktionen.

Bezüglich möglicher Konsequenzen (Organentnahme) ist es notwendig, eine klare Abgrenzung des apallischen Syndroms zum Hirntod zu ziehen.

Die Diagnose Hirntod basiert nicht nur auf den klinischen Befunden wie Bewusstlosigkeit, fehlender Spontanmotorik, fehlender Hirnnerven- und Hirnstammreflexe und fehlender Vitalfunktionen des Hirnstammes, sondern auch auf dem Ausschluss von Ursachen potenziell reversibler Hirnfunktionsstörungen (Medikamenteneffekte, Schockzustände, metabolische Ursachen). Darüber hinaus werden eine Mindestbeobachtungszeit von 72 Stunden, die Durchführung von Zusatzuntersuchungen wie EEG (30-minütige fehlende hirnelektrische Tätigkeit), fehlende akustisch evozierte Potenziale, dopplersonographisch im Abstand von 30 Minuten dokumentierte fehlende Hirnzirkulation oder ein angiographisch nachgewiesener intracranieller Zirkulationsstillstand gefordert.

Rückbildung des apallischen Syndroms

Bei 80% der Patienten tritt eine Remission (Rückbildung) ein. Man kann eine Reihe von Remissionsstadien beschreiben, die nach Gerstenbrand beim traumatisch verursachten Wachkoma regelhaft in 8 Stadien ablaufen. Beim nicht traumatischen Wachkoma lässt sich dieser klassische Ablauf oft weniger exakt nachvollziehen und Mischbilder aus zwei oder drei in Folge ablaufenden Remissionsstadien sind häufiger zu beobachten. Immer überlappt wird das klinische Bild des entsprechenden Remissionsstadiums durch lokale Symptome, verursacht durch die primäre Schädigung. Diese Symptome treten in den späteren Stadien deutlicher hervor als in den frühen Remissionsstadien. Zum Beispiel wird eine Halbseitensymptomatik anfänglich in der Beuge- und Streckhaltung und beidseitigen Tonuserhöhung weniger prominent in Erscheinung treten als in einem Stadium, in dem der Patient schon wacher und motorisch selbstständiger ist.

Dimensionen der Rückbildung

Prinzipiell sind bei der Rückbildung 2 Dimensionen zu unterscheiden.

Einerseits die Rückbildung der Bewusstseinsstörung – der Patient nimmt zunehmend die Umwelt wahr und reagiert bewusst und wiederholbar auf visuelle, akustische oder taktile Reize.

Andererseits die Rückbildung der Funktionsausfälle wie motorische Störungen, Sprach- oder Sprechstörungen.

Das initial einwirkende traumatische oder nicht traumatische Ereignis verursacht in der Regel nicht nur eine Schädigung jener Zentren, die für unsere Wachheit und unser Bewusstsein verantwortlich sind, sondern schädigt auch motorische Zentren, Sprachzentren, Sehzentrum und vieles mehr.

Es muss uns klar sein, dass die Rückbildung in beiden Dimensionen höchst unterschiedlich erfolgen kann und dass Bewusstsein zwar Wachheit voraussetzt, aber Wachheit keinesfalls Bewusstsein. Eine Tatsache, die für die Angehörigen von Wachkoma-Patienten besonders schwer nachvollziehbar und auch besonders schwer zu ertragen ist.

Es kann aber nicht häufig genug betont werden, dass die Intensität der Frührehabilitation und der Spezialisierungsgrad der Langzeitbetreuung die Wahrscheinlichkeit einer Remission massiv beeinflussen. So hat die Zahl der Patienten, die im Vollbild verbleiben, in den letzten Jahren deutlich abgenommen. Es ist daher heute mehr denn je gerechtfertigt, von einem apallischen

Durchgangssyndrom zu sprechen, wie es Gerstenbrand schon vor Jahrzehnten forderte.

In der Folge werden die klassischen von Gerstenbrand beschriebenen Remissionsstadien angeführt, wobei nochmals darauf verwiesen werden soll, dass die typischen Stadien nur beim traumatischen apallischen Syndrom klar abgegrenzt werden können. Für das nicht traumatische apallische Syndrom können diese Remissionsstadien nur beispielhaft und als Richtlinie angewendet werden. Hier finden sich oft nur Teile der für die verschiedenen Remissionsstadien beschriebenen Symptome im klinischen Verlauf wieder. Dies schmälert aber keinesfalls die Sinnhaftigkeit der Methode. Es soll auch darauf hingewiesen werden, dass unterschiedlichste Einteilungen mit unterschiedlichsten Abstufungen existieren, die im Wesentlichen aber denselben Krankheitsverlauf beschreiben.

Remissionsstadien

Remissionstadium 1. Der Beginn einer Rückbildung aus dem Vollstadium kündigt sich durch einen zunehmend tageszeitlich gesteuerten Schlaf-Wach-Rhythmus an. Der Patient beginnt inkonstant optisch zu fixieren und zeigt zunehmende Greif-, Saug- und Kaureflexe; motorisch beobachtet man Tret- und Kletterbewegungen. Emotionale Reaktionen sind nicht zu erkennen.

Remissionstadium 2. Erstmals werden im Stadium 2 optische Folgebewegungen möglich. Die oben genannten primitiven Reflexe klingen langsam ab. Ebenso die Beuge- und Streckhaltung an den Extremitäten. Ungerichtete Massenbewegungen auf Schmerzreize stehen im Vordergrund, wobei die enthemmten vegetativen Funktionen sich zunehmend stabilisieren. Der Patient beginnt nachzugreifen. Es setzt wieder Bewusstseinstätigkeit ein. Oft wirken die Patienten ängstlich.

Spätestens ab diesem frühen Stadium 2 kann Bewusstseinstätigkeit als sicher angenommen werden.

Remissionstadium 3. Die Stadien 3 und 4 werden auch mit dem Eigennamen Klüver Bucy verbunden und sind auffallend dadurch gekennzeichnet, dass Gegenstände ergriffen und zum Mund geführt werden. Im Remissionstadium 3, auch als frühes Klüver-Bucy-Stadium bezeichnet, zeigt sich erstmals diese Tendenz, wobei zunehmend auch gerichtete Reaktionen auf äußere Reize festzustellen sind. Der Muskeltonus lässt langsam nach. Der Patient beginnt sich zuzuwenden, ohne aber verbale oder gestikulative Aufträge auch tatsächlich auszuführen.

Remissionstadium 4. Stadium 4 wird auch als Vollbild des Klüver-Bucy-Syndroms bezeichnet. Neben dem aus Stadium 3 bekannten Verhalten werden die Bewegungen nun zunehmend gerichtet. Ein Erkennen der ergriffenen Gegenstände ist aber noch nicht zu bemerken. Personen werden zunehmend erkannt und auch unterschieden, was nicht selten zu stark unterschiedlichem Affektverhalten führt. Eine Tatsache, die den Behandlungsverlauf oft sehr nachhaltig beeinflusst. Angenehme Reize wirken meist beruhigend, negative Einflüsse aber können zu heftigen Abwehrreaktionen führen. Insgesamt nehmen das

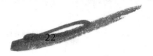

Sprachverständnis und auch das Situationsverständnis zu und es kommt zu Lautäußerungen wie Brummen, aber auch Schreien und lautem Stöhnen. Typisch für dieses Stadium ist auch das vermehrte Interesse an den eigenen Genitalien und oft stark wechselnde Emotionalität.

Remissionstadium 5. In dem auch als Übergangsstadium bezeichneten Stadium 5 steht die zunehmende Kontaktaufnahme mit der Umgebung im Vordergrund. Die motorischen Automatismen der Phase 4 klingen ab und die Extremitätenmotorik wird zunehmend gerichtet. Einfache Handlungen werden auf Aufforderung durchgeführt und einmal beherrschte Fähigkeiten treten wieder zutage, soweit nicht zusätzliche lokale Schäden, wie oben erwähnt, dies verhindern. Einfache Sprachäußerungen werden verständlicher und die emotionalen Reaktionen entsprechen dem auslösenden Ereignis und sind damit nachvollziehbarer. Motorisch ist die ursprüngliche Beuge-Streckhaltung der Extremitäten weitgehend verschwunden, sofern nicht Kontrakturen den Patienten daran hindern.

Remissionstadium 6. Im Stadium 6 stehen ausgeprägte kognitive Störungen im Sinne eines Korsakow-Syndroms im Vordergrund. Es ist durch eine massive Einschränkung der Gedächtnisleistungen gekennzeichnet. Der Patient beginnt sich seiner Situation bewusst zu werden. Häufig kommt es zu depressiven, gelegentlich aber auch zu euphorischen Stimmungsschwankungen. Zunehmend treten Eigeninitiative und sprachliche Zuwendung zutage. Wünsche werden formuliert.

Remissionstadium 7. Amnestisches ratloses Verhalten bestimmt das klinische Bild im Stadium 7. Daneben stehen die durch das auslösende Ereignis bedingten lokalen Defekte wie Paresen, Koordinationsstörungen und Sprach- wie Sprechstörungen im Vordergrund. Die Stimmungslage ist meist dysphorisch gereizt. Oft ist der Patient motorisch überaktiv, was die betreuenden Personen oft mehr fordert als frühere Remissionsstadien.

Remissionstadium 8. Im Stadium 8 steht das organische Psychosyndrom im Vordergrund, gekennzeichnet durch bleibende Störungen der höheren Hirnleistungen wie Merkfähigkeit, Konzentrationsfähigkeit und einer Reihe von Verhaltensauffälligkeiten.

Wie bereits im Stadium 7 stehen hier die lokalen läsionsbedingten Störungen im Vordergrund und leider auch häufig die tertiären Schäden am Nervensystem wie Kontrakturen, periartikuläre Ossifikationen, Polyneuropathien oder Druckläsionen peripherer Nerven.

Wenn der Remissionsverlauf zum Stillstand kommt, dann meist innerhalb der ersten vier Remissionsstadien, bevorzugt in den Stadien 2 und 4. Das ist auch der Grund, warum in Langzeitbetreuungseinheiten zumeist Patienten in den Stadien 1 bis 4 vorzufinden sind. Konzepte in diesen Institutionen haben sich daher vorwiegend an den Bedürfnissen dieser Remissionsstadien zu orientieren.

Späte Remissionsstadien (Stadium 6, 7, 8) können häufig daheim oder über eine tagesklinische Einrichtung betreut werden.

Versorgungsstrukturen

Ein wesentliches Anliegen des vorliegenden Buches ist es, Hilfestellungen für die Etablierung und den Aufbau von Versorgungsstrukturen im Langzeitbereich zu geben. Da es dafür in zahlreichen Ländern noch keine allgemein gültigen und akzeptierten Modelle mit entsprechenden Inhalten gibt, soll in der Folge besonders darauf eingegangen werden.

Es gilt Begriffe und die damit verbundenen vorwiegend strukturellen Inhalte klarzustellen.

Es wird daher zunächst eine prinzipielle Versorgungsstruktur aufgezeigt, in der Folge werden die darin angeführten Betreuungsphasen inhaltlich definiert und schließlich wird besonders ausführlich auf die Phase F(b) als Kernstück der stationären Langzeitbetreuung eingegangen.

Dies möge auch als Hilfestellung für allfällige Strukturdiskussionen dienen, wo immer sie geführt werden.

Die Betreuung von Patienten mit apallischem Syndrom vom Akut- bis in den Langzeitbereich erfordert besondere Strukturen. Unabhängig von allen Fragen der Prognose, gilt es ein flächendeckendes Versorgungssystem aufzubauen. Es muss sowohl einer möglichen Reversibilität wie einer Irreversibilität des klinischen Zustandes Rechnung getragen werden.

Dazu ist das Folgende zu berücksichtigen.

Klare Diagnosekriterien. Die erste und meist entscheidende Schwierigkeit ist die exakte Diagnose. Hier sind die neurologischen Fachkollegen der verschiedenen Krankenhäuser aufgefordert, nicht primär neurologisch orientierte Intensivstationen und Akutversorgungseinheiten mit allen Kräften zu unterstützen. Je früher die eindeutige Diagnose gestellt wird, umso zeitgerechter können entsprechende weiterführende Maßnahmen geplant werden und umso früher besteht auch Klarheit für die betroffenen Angehörigen. Es gilt aber in erster Linie eine Diagnose und keine Prognose zu stellen.

Frührehabilitationseinrichtungen. Nach der Stabilisierung des akuten Krankheitsbildes sollen die Patienten baldmöglichst von der Akutstation auf speziell auf dieses Krankheitsbild ausgerichtete Frührehabilitationseinrichtungen verlegt werden. Dies entbindet die akutversorgende Einheit natürlich nicht von einer intensiven Rehabilitation von der 1. Stunde an, um sekundäre Schäden soweit wie möglich zu vermeiden.

Rücknahme der Intensivrehabilitation. Bei ausbleibender Besserung nach 3 (6) Monaten wird man sich für eine gestufte Rücknahme der anfänglich intensiven Rehabilitationsmaßnahmen entscheiden, was aber nicht bedeutet,

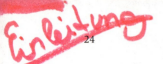

dass man den Patienten „aufgibt" oder man „nichts mehr tun kann" oder dass „alles Weitere sinnlos" ist.

Langzeitbetreuung. In der Folge ist es notwendig, für eine Unterbringung in einer für die Langzeitbetreuung dieser Patienten spezialisierten Einheit zu sorgen, sofern nicht die Möglichkeit einer weiteren Betreuung daheim besteht. In diesen Wachkoma-Stationen (Apalliker Care Units) müssen eine „medizinisch aktivierende Behandlungspflege" nach klaren medizinischen, pflegerischen wie therapeutischen Kriterien sichergestellt sein sowie die Möglichkeiten einer integrativen Mitbetreuung und Mitbegleitung der Angehörigen.

Rehabilitation von schwerstbehinderten Menschen hört nie auf. Lediglich die Intensität muss den Bedürfnissen und den Fähigkeiten angepasst werden. Ein Abschieben in ein Pflegeheim, das den besonderen Bedürfnissen dieser Patientengruppe nicht entspricht, muss unter allen Umständen vermieden werden.

Nur ein Team, das mit dem Krankheitsbild „Wachkoma" vertraut ist, wird in der Lage sein, Remissionen rechtzeitig zu erkennen und zu fördern, um dann den Patienten wieder in eine intensivere Rehabilitationseinheit verlegen zu können. Eine gute Versorgungsstruktur ist keine Einbahnstraße!

Plant man eine umfassende Versorgungsstruktur für Patienten im Wachkoma ist es notwendig, von Anfang an alle Phasen, von der Akutversorgung an der Intensivstation über die Frührehabilitation bis in den Langzeitbereich, ausreichend zu berücksichtigen. Jede Kette ist so stark wie ihr schwächstes Glied. Es ist unzureichend, nur Akutbereiche und Rehabilitationseinrichtungen zu etablieren, ohne einen entsprechend qualitativ hochwertigen Langzeitbereich. Ebenso wird man rechtzeitig Überlegungen anstellen müssen, wie eine Betreuung daheim unterstützt oder überhaupt erst möglich gemacht werden kann.

Aufgrund der bekannten prognostischen Daten ist damit zu rechnen, dass etwa ein Drittel der betroffenen Menschen trotz aller Bemühungen eine längerfristige spezialisierte Betreuung braucht. Die annähernd genauen Bedarfszahlen für die einzelnen Bereiche ergeben sich unschwer aus den oben angeführten Prävalenz- und Inzidenzangaben.

Ist nicht die gesamte Versorgungskette sichergestellt, fallen Patienten wie Angehörige in das sprichwörtliche „tiefe schwarze Loch", das – um es auf den Punkt zu bringen – sich dort auftut, wo eigentlich eine Langzeitversorgungseinheit stehen sollte. Alle bis dahin investierten Mühen und finanziellen Aufwendungen werden damit in Frage gestellt. Menschen im Wachkoma, die zunächst am Ende der Frührehabilitation keine weiteren Fortschritte machen, sind keine Sterbenden, sondern weiterhin schwerstbehinderte Menschen.

Es ist aber auch nicht genug damit getan, die einzelnen Versorgungsbereiche zu verwirklichen. Man wird in den Institutionen auch von Anfang an auf ein lückenloses Schnittstellenmanagement achten müssen, sonst wird diese

Schnittstellentätigkeit wohl von den Angehörigen oder anderen Gruppen und Personen übernommen werden, auch wenn es durchaus in guter Absicht geschieht.

Betreuungsphasen

In der Folge werden die notwendigen Kriterien der einzelnen Phasen der Betreuung im Überblick beschrieben, in Anlehnung an die Empfehlungen der Österreichischen und der Deutschen Gesellschaft für Neuro-Rehabilitation (ÖGNR, DGNR) und der deutschen Bundesarbeitsgruppe Phase F (BAG F). Beschrieben werden Patientenkriterien, strukturelle wie Prozesskriterien und Ziele.

Phase A (Akutbehandlung). Hier steht die Behandlung des akuten Krankheitsbildes im Vordergrund. Der Patient ist tief komatös. Das erfordert in der Regel alle Möglichkeiten einer Intensivstation eines Krankenhauses inklusive Beatmungsmöglichkeit und eines umfangreichen Monitoring. In dieser Phase stehen die Minimierung der primären Gehirnschädigung und das Beherrschen lebensbedrohlicher Komplikationen, von der akuten Hirndrucksymptomatik bis zu den verschiedensten meist kardiopulmonalen, renalen wie septischen Komplikationen, im Vordergrund. Von Beginn an muss aber auf die besonderen Bedürfnisse dieser Patienten geachtet werden und müssen alle Maßnahmen ergriffen werden, um sekundäre Schäden wie Kontrakturen, Wundliegen und Critical-illness-Polyneuropathien zu verhinden. Wacht der Patient nach 3–4 Wochen aus dem initialen Koma nicht auf, stehen zunehmend vegetative Symptome im Vordergrund; und beginnt der Patient schließlich die Augen zu öffnen, ohne das Bewusstsein wiederzuerlangen, so ist aus dem initialen Koma ein apallisches Syndrom, ein Wachkoma, geworden.

Spätestens zu diesem Zeitpunkt ist es sinnhaft, den Patienten in ein speziell darauf ausgerichtetes Frührehabilitationszentrum zu verlegen, wobei eine prolongiert instabile Herz-Kreislauf- oder Atemfunktion die Verlegung verzögern kann.

Phase B (Frührehabilitation). Unter allen Umständen und ausnahmslos muss dem Patienten im Wachkoma die Chance auf eine Frührehabilitation gegeben werden, zumindest aber die Möglichkeit eines umfangreichen neurologischen Stagings an einer im Umgang mit Wachkoma-Patienten erfahrenen Rehabilitationseinrichtung zur Abschätzung der Rehabilitationschancen. Es ist natürlich klar, dass es nicht sinnvoll ist, einen 80-jährigen Patienten, der nach einem rezidivierenden Herzinfarkt nach wiederholter Reanimation in den Zustand eines Wachkomas gekommen ist und kardial nicht im geringsten belastbar ist, oder einen Patienten mit einer wie auch immer gearteten malignen Grunderkrankung, die nach ärztlichem Ermessen innerhalb der nächsten Monate zum Tod führt, intensiv zu rehabilitieren. Aber die Entscheidung darüber darf nicht aus einer indifferenten Haltung im Sinn von „da kann man sowieso nichts mehr machen" heraus getroffen werden, sondern nach klaren und nachvollziehbaren Überlegungen und Entscheidungskriterien. Selbst eine solche Entscheidung bedeutet jedoch nicht, dass der Patient keiner weiteren, wenn auch rehabilitativ weniger intensiven Langzeitbetreuung bedarf.

In der Phase B ist der Patient weiter in seiner Bewusstseinslage massiv eingeschränkt, aber kreislaufstabil und nicht mehr beatmungspflichtig. Die Kooperationsfähigkeit ist nur minimal gegeben. In der Regel sind die Patienten tracheostomiert und mit einer PEG-Sonde und einer suprapubischen Harnableitung versorgt. Üblicherweise wird diese Phase in einer neurologischen Krankenhausfachabteilung oder einem hochmedizinalisierten neurologischen Rehabilitationszentrum stattfinden. Die lokale Situation muss sicherstellen, dass akute intensivmedizinische Maßnahmen jederzeit und unmittelbar möglich sind, entweder an der Abteilung selbst oder in unmittelbarer Nachbarschaft und das rund um die Uhr.

Die Abteilungen der Phase B benötigen eine besondere Expertise in der Frührehabilitation von Wachkoma-Patienten, Fähigkeiten und Kenntnisse im Bereich der Komarehabilitation, was auch einen hohen Personalaufwand, ärztlich, pflegerisch wie therapeutisch bedeutet. Medizinische Komplikationen sind häufig und erfordern umgehende Behandlung.

Ziele sind in erster Linie eine Besserung des Bewusstseinszustandes, Erkennen von aktivierbarem Rehabilitationspotenzial, Vertikalisierung und zunehmende Mobilisierung des Patienten. Weiters stehen Förderung der Kooperation und der Mitarbeit und schließlich Training von Schlucken, Essen und Sprechen sowie, wie in allen anderen Phasen von Anfang an, die Verminderung von Sekundärschäden und Tertiärschäden im Vordergrund.

In Einrichtungen der Phase B wird in der Regel auch die Entscheidung über die Implantation einer intrathekalen Baclofenpumpe gefällt und die Implantation schließlich auch durchgeführt. Oft ergibt sich auch die Notwendigkeit einer Shuntimplantation oder die Notwendigkeit orthopädisch operativer Maßnahmen. Bei entsprechendem Rehabilitationsfortschritt kann der Patient in eine Betreuungseinheit der Phase C verlegt werden. Dies ist vielleicht innerhalb desselben Zentrums möglich oder bedeutet eine neuerliche Verlegung.

Phase C (weiterführende Rehabilitation). Hier ist der Patient bereits zunehmend bewusstseinsklarer, teilorientiert und kooperativ. Er arbeitet bereits mit und ist therapeutisch bis zu 3 Stunden am Tag belastbar. Zunehmend kann er Aktivitäten des täglichen Lebens selbst bewältigen. In der Regel sind dies Patienten, die das Remissionsstadium 6 bis 7 erreicht haben. Der pflegerische Aufwand ist aber noch immer beträchtlich. Hier sind die Möglichkeiten eines spezialisierten Rehabilitationszentrums gefordert mit einer ärztlichen Präsenz und Notfallversorgung rund um die Uhr. Ein Schwerpunktkrankenhaus mit intensivmedizinischer Einrichtung muss innerhalb von 15–20 Minuten erreichbar sein. Ziele der Phase C sind die Erlangung zunehmender Selbstständigkeit, Handlungsfähigkeit im Alltag, Mobilität und Motivation.

Natürlich kann die Remission wie erwähnt besonders in der Phase B trotz aller Bemühungen zum Stillstand kommen. Diese Patienten benötigen eine spezialisierte Langzeitbetreuung, die als Phase F(b) bezeichnet wird. Gerade Patienten der Phase B können aufgrund des beträchtlichen Aufwandes nur vereinzelt daheim weiter betreut werden, sowohl aus finanziellen wie auch aus Gründen der Überlastung der Familie.

Um es klar zu sagen: Zum Stillstand ist eine Remission dann gekommen, wenn innerhalb von 2 Monaten trotz intensiver Therapie keine Änderung des klinischen Bildes erreicht werden konnte. Das bedeutet aber keinesfalls, dass nicht nach weiteren Monaten, manchmal auch nach Jahren, eine Verbesserung wieder eintreten kann, besonders bei entsprechender, in diesem Fall intermittierender, qualifizierter Langzeitbetreuung.

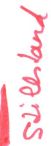

Seltener benötigen auch Patienten aus der Phase C eine stationäre Langzeitbetreuung. Sie wird als Phase F(c) bezeichnet. Meist gelingt es aber diese Patienten ambulant über tagesklinische Einheiten oder daheim zu betreuen. Auf die ebenfalls ausschließlich ambulanten Phasen der Rehabilitation und berufswiedereingliedernden Phasen E und D soll im Rahmen dieses Buches nicht eingegangen werden.

Phase F(b) (aktivierende Behandlungspflege). Die Phase F(b) ist das ganz zentrale Kernstück der stationären Langzeitbetreuung von Wachkoma-Patienten.

Einrichtungen der Phase F(b) stehen bei weitem zu wenig zur Verfügung oder sind mancherorts überhaupt nicht existent. Dies liegt nicht zuletzt auch daran, dass diese Phase traditionell von Pflegeeinrichtungen „abgedeckt" wurde.

Erst in den letzten 2–3 Jahren wurde – nicht zuletzt durch den Druck der Angehörigen – die Notwendigkeit erkannt, gerade in diesem – teilweise zu recht sehr emotionalisierten – Bereich ausreichende Kapazitäten sicherzustellen und eine entsprechende Spezialisierung und Qualifizierung im pflegerischen wie medizinischen Bereich zu fördern. Wir dürfen hoffen, dass der inhaltsleere Begriff „Pflegefall" bald zum Unwort des Jahres wird und chronisch schwer kranke und schwerstbehinderte Patienten in Zukunft differenzierter beurteilt werden.

Aus all diesen Gründen soll auf die Phase F(b) besonders eingegangen werden.

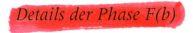
Details der Phase F(b)

Merkmale der Patienten der Phase F(b)

Die Patienten der Phase F(b) unterscheiden sich bezüglich klinischer Merkmale, medizinischer und pflegerischer Bedürfnisse nicht von Patienten der Phase B. Es wäre auch völlig widersinnig zu behaupten, dass sich meine Bedürfnisse deswegen ändern, weil sich mein Zustand nicht ändert!

Die Patienten weisen weiter folgende Merkmale auf:
– intermittierende oder dauernde schwere Bewusstseinsstörung;
– keine Beatmungspflicht und kreislaufstabil;
– höhergradige Störung der Bewegungsfunktionen (Tetraplegie, Hemiplegie etc.);
– höhergradige Störung der Kommunikation mit nur minimaler Kooperationsfähigkeit;
– höhergradige Störung der Wahrnehmungsfunktion bzw. der höheren Hirnleistungen;
– vollkommene oder weitgehende Unselbstständigkeit bezüglich der Aktivitäten des täglichen Lebens;
– Notwendigkeit ständiger Aufsicht;
– oftmals Versorgung mit einem Tracheostoma und regelmäßig mit einer PEG-Sonde und einer suprapubischen Harnableitung;
– häufige Komplikationen wie Shuntdysfunktion, epileptische Anfälle, bronchopulmonale Infekte, Sepsis, Infekte der harnableitenden Wege, um nur eine kleine Auswahl zu nennen, die ärztlich-medizinische Maßnahmen zu jeder Zeit und unmittelbar erforderlich machen;
– häufige notfallsmäßige Verschlechterungen, die jederzeit intensivmedizinische Interventionen notwendig machen können.

Ziele der Phase F(b)

Die Pflege und Betreuung in der Phase F(b) hat die folgenden Ziele:
– Erhaltung des Zustandes bezüglich Wachheit, Kommunikationsfähigkeit, Mobilisierungsgrad und eventueller Aktivitäten des täglichen Lebens;
– Erkennen und Fördern von aktivierbarem Rehabilitationspotenzial;
– Verhindern von Sekundär- und Tertiärkomplikationen;
– Integration der Angehörigen als wichtigste Kotherapeuten, die nirgendwo anders in der Betreuungskette von so zentraler Bedeutung sind wie in der Phase F(b) – die Angehörigen sind ein fixer Bestandteil des Betreuungs-

teams, werden geschult, begleitet und unterstützt; es gilt im Interesse des Patienten, ihre Mitarbeit zu sichern und Überforderung zu verhindern.

Natürlich stehen in der Phase F(b) pflegerische Maßnahmen und speziell auf die Bedürfnisse der Wachkoma-Patienten abgestimmte Betreuungskonzepte im Vordergrund. Im Bereich der Betreuung von Patienten im Wachkoma der Phase F(b) erfährt die Pflege eine therapeutische Qualifizierung. Die Fortführung der Funktionstherapien aus den Bereichen Physiotherapie, Ergotherapie und Logopädie sind zweifelsohne erforderlich, aber in einem zeitlich geringeren Umfang als in der Phase B.

Strukturqualität von Phase-F(b)-Einrichtungen

Alle bisher genannten Tatsachen erfordern eine besondere Strukturqualität.

Standort

In der Regel wird die Phase F(b) in Sonderkrankenanstalten oder spezialisierten medizinalisierten Pflegeeinrichtungen lokalisiert sein, in unmittelbarer Nähe zu einem Akutkrankenhaus und einer maximalen Anfahrtszeit von 15 bis 20 Minuten. Häufige akutmedizinische Interventionen erfordern die Nähe und rasche Erreichbarkeit eines Akutkrankenhauses mit unmittelbarem Zugang zu diagnostischen und therapeutischen Möglichkeiten (CT, MRI, US, chirurgische, gastroenterologische, kardiologische, urologische, eventuell neurochirurgische, intensivmedizinische Möglichkeiten). Wegen der Notwendigkeit, die Angehörigen eng in den Betreuungsprozess einzubinden, ist eine gute Erreichbarkeit auch mit öffentlichen Verkehrsmitteln anzustreben, wobei zweifelsohne für den ländlichen und den städtischen Bereich unterschiedliche Toleranzgrenzen zu erwarten sind.

Raumbedarf und Raumstruktur

Die Betreuung von Wachkoma-Patienten der Phase F(b) kann nicht gemeinsam mit einer herkömmlichen Langzeitbetreuungseinheit, z. B. für geriatrische Patienten, erfolgen.

Gemischte Stationen sind strikt zu vermeiden. Alle solche Konstrukte gehen zu Lasten der Betreuungsqualität von Wachkoma-Patienten, die nicht in der Lage sind, ihre Bedürfnisse entsprechend zu artikulieren. Es ist für ein Betreuungsteam auch völlig unmöglich, in einem Zimmer auf die Bedürfnisse von Wachkoma-Patienten einzugehen und im nächsten Zimmer Schlaganfallpatienten oder Patienten mit einer Demenz zu betreuen. Diese Tatsache wird häufig von den Verantwortlichen nicht zur Kenntnis genommen. Die Folge sind Unzufriedenheit und hohe Personalfluktuation.

Einzelne Betreuungseinheiten der Phase F(b) (1 Station) umfassen im optimalen Fall 16 bis maximal 24 Betten. Bei dieser Bettenanzahl können sowohl ein ärztlicher Dienst wie ein speziell geschultes Pflegeteam ökonomisch eingesetzt werden. Ein nicht zu unterschätzender Erfolgsfaktor an derartigen Stationen ist die Entwicklung einer eigenständigen Corporate Identity.

Bei der Raumgröße ist auf einen um ca. 25% höheren Platzbedarf durch Spezialbetten, Spezialrollstühle, Schienen- und Lagerungsmaterial zu achten.

Die optimale Bettenanzahl pro Zimmer liegt zwischen 2 bis 4, wobei mobile Raumteiler zur individuellen Wahrung der Intimsphäre sinnvoll sind. Wachkoma-Patienten sind wie keine andere Patientengruppe davon abhängig, sensorische Inputs zu bekommen. Einzelzimmer isolieren und nehmen dem Patienten die Chance, Anteil zu nehmen. Das bedeutet natürlich auch, dass den Angehörigen die Möglichkeit geboten werden muss, sich mit ihrem „Patienten" zurückziehen zu können. Das bedeutet aber nicht in jedem Fall die Notwendigkeit eines Einzelzimmers.

Bedürfnisse von Wachkoma-Patienten im Langzeitbereich dürfen nicht mit den Bedürfnissen geriatrischer Patienten in Pflegeeinrichtungen verwechselt werden.

Es wird daher in der Regel sinnvoll sein, eine eigene Betreuungseinheit zu etablieren mit eigener Kostenstelle – eben eine Wachkomastation, an der eine aktivierende medizinische Behandlungspflege der Phase F(b) angeboten wird.

Derartige Wachkomastationen benötigen auch ein auf die Bedürfnisse der Patienten abgestimmtes Raumangebot.

Prinzipiell benötigt man nicht in jedem Zimmer eine eigene Sanitäreinheit mit Dusche, WC und Waschbecken, da sie von Patienten in einem frühen Remissionsstadium nicht benutzt werden kann. Es gibt ja auch keine eigenen Sanitärräume in den Zimmern einer Intensiv- oder Intermediate-Care-Einheit.

Dennoch ist es sinnvoll, ein oder zwei Zimmer damit auszustatten, da in fortgeschritteneren Remissionsstadien ein Waschtraining oder Toilettentraining durchaus schon möglich und auch sinnvoll ist.

Unverzichtbar ist ein großer Sanitärraum mit Dusche und Spezialbadewanne. Er dient nicht nur der Körperhygiene, sondern kann auch für belebende oder entspannende Bäder benutzt werden.

So wie sich gesunde Menschen nicht den ganzen Tag im Schlafzimmer aufhalten, ist ein entsprechender Aufenthaltstagesraum für die Patienten vorzusehen, vorzugsweise auch mit direkter Zugangsmöglichkeit ins Freie. Wo dies nicht möglich ist, sollte dieser Raum über große Fensterflächen verfügen und hell und freundlich ausgestattet sein. Auch hier ist bei der Planung auf den erhöhten Platzbedarf zu achten. Dieser Raum dient auch für die Freizeitgestaltung. Eine Gestaltung individueller Ecken und Nischen verleiht Intimität und Sicherheit.

Wo möglich ist auch ein Entspannungsraum (Snoozleraum) vorzusehen, der oft auch gerne von Angehörigen, aber auch vom betreuenden Personal in Anspruch genommen wird.

An weiteren Räumen sind ein eigener Physiotherapieraum und eventuell auch ein Raum für Ergotherapie und Logopädie vorzusehen. Als Mindestausstattung des Therapieraumes sind eine Bobathliege und ein Stehbrett vorzusehen. Weiters ist auf ausreichende Nebenräume für Lagerungsmaterialien und Therapiegeräte zu achten. Gänge und Patientenzimmer sind keine Parkplätze für Spezialrollstühle und Polster.

Die besondere Belastungssituation der Angehörigen erfordert es, auch Rückzugsmöglichkeiten vorzusehen, z.B. in Form eines Aufenthaltsraumes mit einer kleinen Kochgelegenheit für Angehörige.

Ein eigener Schwesternstützpunkt mit angeschlossenem Sozialraum, ein Besprechungs- und Untersuchungsraum für den Stationsarzt und ein Zimmer für die leitende Pflegeperson sowie ein eigener Besprechungsraum für das Team, der auch multifunktionell genutzt werden kann, ergänzen das notwendige Raumprogramm.

Der Schwesternstützpunkt sollte zentral und offen in der Station angeordnet sein und wenn möglich direkten Sichtkontakt zu ein bis zwei Patientenzimmer haben.

Apparative Voraussetzungen

In allen Patientenzimmern sind Anschlüsse für Sauerstoff, Absaugevorrichtungen, ausreichend Stromanschlüsse sowie Anschlüsse für ein einfaches Monitoring vorzusehen (nichtinvasive Blutdruckmessung, Pulsfrequenz, EKG, O_2-Sättigung).

Zumindest bei 20 % der vorhandenen Betten sollte ein ständiges Monitoring möglich sein.

An weiteren Geräten sind Ernährungspumpen und ein Bladder-Scan zur nichtinvasiven Restharnkontrolle erforderlich.

Weiters nötig sind Patientenlifter, ausreichend Lagerungsmaterialien und natürlich eine ausreichende Anzahl patientengerechter Spezialrollstühle.

Motorbetriebene Antidekubitus-Systeme laut individuellen Standards ergänzen die apparative Ausstattung.

Personalbedarf

Wachkomastationen im Langzeitbereich stellen besondere Anforderungen an die Mitarbeiter, sowohl qualitativ wie quantitativ.

Ärztliches Personal

Aufgrund der hohen medizinischen Ansprüche von Patienten in der Phase F(b) sind als minimale Arztbedarfszeit 15 bis 20 Minuten pro Tag und Patient realistisch.

Darin enthalten sind sämtliche ärztlich medizinische Handlungen, eine tägliche Visite, die gesamte ärztliche Dokumentation, Teambesprechungszeiten und Vorbereitungszeiten, Gesprächszeiten mit Angehörigen, Schnittstellenmanagement, Anordnung und Einholung von Befunden, diverser Schriftverkehr sowie unmittelbare Tätigkeiten am Patienten (klinische Untersuchungen, Injektionen, Infusionen, Tracheostoma-, PEG-Sonden-, Cystofix-, Pumpenmanagement etc.). Daraus ergibt sich bei einer optimalen Stationsgröße von ca. 20 Patienten eine 20-Stunden-Stelle für einen Arzt an einer Wachkomastation.

Qualitative Voraussetzungen
– neurologische, psychiatrische und intensivmedizinische Kenntnisse;
– interdisziplinäre multiprofessionelle Teamerfahrung;
– überdurchschnittlich hohe Belastbarkeit.

Der betreuende Stationsarzt ist im optimalen Fall ein Facharzt für Neurologie.

Ist dies nicht möglich, sind ausreichende Kenntnisse des Krankheitsbildes erforderlich sowie die Fähigkeit, eine Reihe der wichtigsten medizinischen Probleme zu erkennen und zu beherrschen, wie vegetative Krisen, psychomotorische Entgleisungen, Krampfanfälle, Hirndrucksymptomatik z. B. bei drohender Shuntinsuffizienz, Probleme infolge Spastizität und infolge bestehender Kontrakturen, motorische Störungen der unterschiedlichsten Genesen, bronchopulmonale Probleme und septische Probleme jeder Art.

Durch die Fülle der angeführten Details wird die Notwendigkeit fundierter Kenntnisse klar dokumentiert. Unter allen Umständen aber ist bei nichtfachärztlicher Führung der Station eine zumindest 1 × wöchentliche fachärztliche Konsiliarverfügbarkeit im Ausmaß von zumindest 10 Minuten pro Patient und Woche sicherzustellen.

Ist eine Wachkomastation in ein Pflegezentrum mit einer ärztlichen 24-Stunden-Präsenz integriert oder im unmittelbaren Verband mit einem Akutkrankenhaus, stellt die ärztliche Versorgung in den Nachmittags- und Nachtstunden üblicherweise kein Problem dar. Kann dies nicht gewährleistet werden, ist die Anwesenheit einer intensivmedizinisch ausgebildeten Pflegefachkraft in der Zeit, in der kein Arzt unmittelbar zur Verfügung steht, unbedingt erforderlich, um eventuelle Komplikationen sowohl fachlich korrekt wie auch rechtlich einwandfrei beherrschen zu können.

Wie bereits angeführt, ist unter diesen Umständen auch sicherzustellen, dass innerhalb von 15–20 Minuten ein Krankenhaus mit intensivmedizinischen Einrichtungen erreicht werden kann.

Pflegepersonal
In einer erst kürzlich vorgestellten Bedarfsanalyse des Wiener Krankenanstaltenverbundes wird für Wachkomastationen im Langzeitbereich ein Pflegepersonal-Patienten-Schlüssel von 1 : 1 festgehalten, wobei die Pflegeleitung der Station sowie ihre Vertretung nicht inkludiert sind.

Der Prozentsatz des diplomierten Pflegepersonals ist mit 75 % festgelegt, bedingt durch den Qualifizierungsgrad der notwendigen Pflegeleistungen. Dieser Personalschlüssel bedingt eine sinnvolle Stationsgröße von zumindest 16 Patienten. Die Präsenz im Nachtdienst ist mit 1 Pflegeperson auf 8 Patienten anzusetzen, wobei die Zahl von 2 Pflegepersonen im Nachtdienst nicht unterschritten werden darf.

Qualitative Voraussetzungen
– Kenntnisse der neurologischen Grund- und Behandlungspflege;
– theoretische wie praktische Kenntnisse in speziellen Pflegekonzepten wie Basale Stimulation, Affolter, Kinästhetik, Lagerung und Handling nach Bobath sowie reaktivierende Pflegekonzepte;
– interdisziplinäre und multiprofessionelle Teamerfahrung;
– überdurchschnittliche Belastbarkeit.

Im Bereich der medizinisch orientierten Pflege sind wie im ärztlichen Bereich besondere Kenntnisse hinsichtlich Trachealkanülen-, Sonden-, Kathetermanagement etc. erforderlich.

Auch die hohen Anforderungen hinsichtlich Überwachung nicht kommunikationsfähiger Patienten und die Probleme infolge langdauernder Sondenernährung und der oft speziellen medikamentösen Verordnungen sind zu berücksichtigen.

Im Rahmen der rehabilitativen und kommunikationsfördernden Pflege haben Stimulierung und Aktivierung zur Verbesserung von Wahrnehmung, Reaktions- und Handlungsfähigkeit eine zentrale Bedeutung.

Darüber hinaus gilt es, einen Dialogaufbau zu gestalten, Willkürmotorik anzubahnen und den Patienten zu mobilisieren.

Auf die Notwendigkeit, die Angehörigen von Anfang an strukturiert mit einzubeziehen, wurde bereits mehrfach hingewiesen.

Gehobener medizinisch-technischer Dienst
Unter dieser Bezeichnung sind die Berufsgruppen Physiotherapie, Ergotherapie und Logopädie zusammengefasst. Im Langzeitbereich werden zwar Therapieressourcen zurückgenommen, das bedeutet aber nicht, dass sie völlig ausgesetzt werden. Die Folgen für ein zumindest zustandserhaltendes Konzept wären katastrophal. Entsprechend den Empfehlungen der Deutschen Gesellschaft für Neuro-Rehabilitation ist ein Therapeuten-Patienten-Schlüssel von 1 : 8 anzustreben. Das bedeutet 1 Stunde Therapie pro Tag von Montag bis Freitag. Auch hier zeigt sich die Problematik kleiner Wachkomastationen, da nicht selten 2 Therapeuten für eine Therapieeinheit eines Patienten notwendig sind.

Qualitative Voraussetzungen
- interdisziplinäre multiprofessionelle Teamerfahrung;
- hohe Belastbarkeit;
- theoretische und praktische Kenntnisse der verschiedensten Therapieme-
  thoden, insbesondere Bobath, Affolter, Kinästhetik, facio-orale Therapie-
  methoden;
- ausreichende Kenntnisse des Krankheitsbildes und der damit verbundenen
  klinischen Besonderheiten.

Therapeuten müssen ein Teil des Gesamtteams sein, da sonst ein erfolgrei-
ches Schnittstellenmanagement nicht möglich ist. Werden externe Therapeuten stundenweise eingesetzt, ist auch für die Kommunikation im Team ausreichend Zeit vorzusehen. Nirgendwo in der Medizin hat interdisziplinäre und
multiprofessionelle Kommunikation, die auch die Angehörigen mit einbezieht,
einen so hohen Stellenwert wie in der Langzeitbetreuung von Patienten im
Wachkoma.

Gerade im Therapeutenbereich werden zustandserhaltende Maßnahmen
häufig zu gering geschätzt und die Grenzziehungen zwischen Therapie und
Pflege gestalten sich häufig schwierig.

Für alle im Langzeitbereich tätigen Berufsgruppen zeigt sich aber, dass
in der Arbeit mit extrem kommunikationsgestörten Patienten in Verbindung
mit oft sehr fordernden Angehörigen die fachliche Qualifizierung oft rasch an
eine Grenze stößt.

Team

Das Thema Team verdient in der Betrachtung der strukturellen Voraussetzungen für eine Wachkomastation im Langzeitbereich besondere Beachtung.

Interdisziplinäre Kommunikation, gegenseitige Mitteilung von Beobach-
tungen, ständiges Zusammenführen der Einzelaktionen zu einem sinnvollen
Ganzen haben bei der Betreuung von Wachkoma-Patienten eine zentrale
Bedeutung.

Ein einheitliches Betreuungskonzept, das lückenlos von allen Beteiligten
gelebt wird, klare Kommunikationsstrukturen, ein geregelter, aber dennoch
hochindividueller patientenorientierter Tagesablauf sowie eine einheitliche gemeinsame und auch gemeinsam verstandene Dokumentation sind die tragen-
den Säulen.

Gegenseitiger Respekt und gegenseitiges Wahrnehmen und Anerkennen
sind die verbindenden Elemente. Es geht nicht darum, nett zueinander zu sein
oder sich lieb zu verhalten, es geht um Authentizität und Professionalität, die
in einem ständigen Abtast- und Lernprozess ihre Position erkennt und Schnitt-
oder Nahtstellen bewusst wahrnimmt.

Es geht aber auch um immer wieder notwendige Abgrenzung und Distanz

in einem Arbeitsfeld, in dem permanent der psychische Intimbereich überschritten wird, ja überschritten werden muss.

Demzufolge wird es notwendig sein, auch Raum für diese Bedürfnisse zu
schaffen durch Angebote regelmäßiger Teamentwicklungs- und Supervisions-
maßnahmen. Parallel dazu wird es zweckmäßig sein, eine entsprechende Fort-
und Weiterbildung zu institutionalisieren, wobei ein Indoorsetting dem
Outdoorsetting eindeutig vorzuziehen ist.

Konflikte zwischen und innerhalb der einzelnen Berufsgruppen und Fehler
im gegenseitigen Umgang, aber auch im Umgang mit den Patienten und ihren
Angehörigen sind in einem sich entwickelnden Umfeld als kostbar zu betrachten und als Quelle neuer Erkenntnisse zu nützen.

Wachkoma-Patienten lügen nie, teilen uns immer alles wertfrei auf ihre
Weise mit und erwarten, dass wir entsprechend handeln. Machen wir es im
Team einfach auch so.

Angehörige

Angehörige müssen in der Struktur einer Wachkomastation von Anfang an mit
berücksichtigt werden. Sie gehören zum Team und sind die wichtigsten Ko-
therapeuten.

Angehörige müssen durch entsprechende Schulung und Mitarbeit vor Ort
konsequent mit den Therapie- und Rehabilitationsmethoden vertraut gemacht
werden. Dies setzt voraus, dass sie so oft wie nur möglich anwesend sind.

Angehörige dürfen nicht als lästige, argwöhnische, belastende Kontrolleure
empfunden werden, sondern als unterstützende und mithelfende Verbündete,
die natürlich begleitet und entlastet werden müssen, die aber selbst das Team
in seiner Tätigkeit begleiten und entlasten.

Angehörige sind oft Lieferanten wichtiger Informationen über Reaktionen
und Fähigkeiten des Patienten. Gerade in dieser Beziehung dürfen Mitteilun-
gen nicht als unprofessionell, laienhaft oder schlichtweg als Missinterpretation
abqualifiziert werden.

Besondere Bedeutung kommt ihnen natürlich bei den verschiedensten
Varianten der Freizeitgestaltung zu. Hier helfen sie Ressourcen des Teams zu
entlasten und so viel Normalität und persönliche Beziehung wie nur möglich
einzubringen. Ein Bereich, dem ohne Angehörige zu wenig Platz geboten
würde.

Betreuungsbedarf und Betreuungskosten von Wachkoma-Patienten

Obwohl es, wie eingangs erwähnt, nur wenige epidemiologische Studien gibt, errechnet sich ein Bedarf an Frührehabilitationsbetten für Wachkoma-Patienten von etwa 1 pro 100.000 Einwohner bei einer geschätzten Aufenthaltsdauer von 6 Monaten und ein Bedarf an Langzeitbetreuungsbetten von etwa 5 pro 100.000 Einwohner bei einer geschätzten durchschnittlichen Überlebenszeit von 3–5 Jahren.

Unter Berücksichtigung der genannten Strukturqualitätsmerkmale kommen mehrere Kostenrechner im Langzeitbereich auf durchschnittlich € 250 bis 300 pro Tag und Patient, also auf ca. € 7500 bis 9000 pro Monat. Die Kosten für ein Akutbett der Phasen A und B belaufen sich etwa auf das Doppelte bis Dreifache, abhängig davon, wo diese Versorgung stattfindet.

Es ist also keine Frage, ob wir die Betreuung finanzieren können, sondern, ob wir es wollen.

Problematisch ist die Tatsache, dass die Finanzierung der einzelnen Phasen in Deutschland und Österreich völlig unterschiedlich ist. In Österreich kommen für die Akutbetreuung im Krankenhaus in der Regel – mit zahlreichen Einschränkungen, auf die hier nicht näher eingegangen werden kann – die Krankenkassen auf. Rehabilitation, unabhängig von der jeweiligen Phase, wird im stationären Bereich aus geschichtlichen Gründen von den Pensionsversicherungsanstalten finanziert. Der Langzeitbereich aber muss vollständig privat finanziert werden und damit wird er für die meisten Wachkoma-Patienten unfinanzierbar.

Wachkoma bedeutet für Angehörige also unter Umständen ein Leben im Existenzminimum. Pensionsansprüche, Pflegegeldansprüche und eventuell vorhandenes Vermögen werden vom Träger zur Finanzierung des Langzeitbereiches einbehalten. Erst wenn das nicht ausreicht und das Existenzminimum bereits erreicht ist, wird auf öffentliche Mittel zurückgegriffen. So entscheiden sich die Überlebensfrage und die Frage der Betreuungsqualität an den ökonomischen Voraussetzungen.

Ein Abgehen vom Solidaritätsprinzip – was wir sicherlich alle ablehnen – ist im Bereich der Langzeitbetreuung leider fast schon Wirklichkeit. Es fällt nur niemandem auf.

Glücklicherweise wird diese prinzipielle Regelung nicht in allen österreichischen Bundesländern strikt gehandhabt, aber prinzipiell ist es so. Zweifelsohne wäre ein System der Mischfinanzierung gerechter und auch sinnvoll. Die Zukunft wird es zeigen.

Die Geschichte der Angehörigen

Die Situation der Angehörigen von Wachkoma-Patienten ist von einer besonderen Einmaligkeit. Wir wollen darauf detaillierter eingehen.

Der Weg der Angehörigen vom Akutereignis bis in den Langzeitbereich ist in der Regel dramatisch und bedrückend. Regelhaft wird über Hilflosigkeit, Ratlosigkeit, Verzweiflung, Wut und Ohnmacht und über das Gefühl, allein zu sein und zunehmend sozial isoliert zu werden, berichtet. Daneben stehen existenzielle, vor allem finanzielle Belastungen im Vordergrund. All diese Erlebnisse spiegeln wider, in welcher Krisensituation sich Menschen befinden, die plötzlich mit der Situation eines Angehörigen im Wachkoma konfrontiert sind. Wie ein böser Fluch scheint das Wort Wachkoma auf den Betroffenen zu lasten, ist es einmal ausgesprochen. Folgende Eindrücke werden berichtet:

Zunächst die Nachricht von einem schrecklichen Ereignis, sei es ein schwerer Verkehrsunfall, ein Operationszwischenfall oder eine „missglückte" Reanimation. Der erste Schock geht in der Massivität der Akutereignisse und Akutaktivitäten meist unter. Zu sehr ist der Patient Teil eines meist phantastischen Krankenhausapparates und in diesem kaum sichtbar. Aber: Vieles ist unklar. Welche Diagnose liegt eigentlich vor? Wie ist die Prognose? Wie lange dauert diese Erkrankung? Welche Erkrankung ist das? Wie soll ich mich verhalten? Wie soll ich kommunizieren? Warum klärt mich niemand auf? Warum ist diese medizinische Terminologie so verwirrend?

Nimmt nach Stabilisierung der Akutsituation die weitere Entwicklung nicht den gewünschten Verlauf im Sinn von „es geht aufwärts" und wacht der Patient nicht aus dem initialen Koma auf, stirbt er aber auch nicht, werden die Angehörigen nicht selten jeder Hoffnung beraubt. „Da wird nichts mehr daraus, da kann man nichts mehr machen, bereiten Sie sich auf das Schlimmste vor, es hat alles keinen Sinn mehr, es lohnt sich ja doch nicht, das ist doch kein lebenswertes Leben, wollen Sie das wirklich" lauten die am meisten berichteten Sätze.

Die darauf folgende Phase ist durch allgemeine Ratlosigkeit auf allen Seiten gekennzeichnet. In der Regel wissen weder die betreuenden Ärzte und schon gar nicht die Angehörigen, wie es nun weitergehen soll. Das unterstreicht die Notwendigkeit eines umfassenden Case-Managements gerade im Wachkomabereich. Man beobachtet sich zunächst gegenseitig und hofft vom anderen einen Rat zu bekommen.

Obwohl die Angehörigen meist Reaktionen am Patienten wahrnehmen, werden diese vom nicht mit der Problematik vertrauten Betreuungspersonal als subjektive Interpretationen negiert. Es ist eine Tatsache, dass wir Bewusst-sein daran messen, wieweit es uns gelingt, Beziehungen herzustellen. Ein nahe stehender Angehöriger wird weitaus besser und eher Bewusstsein fest-stellen als eine nicht so nahe stehende Betreuungsperson. Kleine vegetative Reaktionen können durchaus Zeichen einer beginnenden primitiven Reaktion sein.

Mit dem Gefühl, überhaupt nicht verstanden zu werden, beginnen übli-cherweise jetzt die ersten Angehörigen voll Wut und Verzweiflung zu agieren und die Organisation und deren Mitarbeiter gegeneinander auszuspielen, was in der Regel nicht als Hilfeschrei, sondern als kontraproduktiv interpretiert wird. Schließlich erhöht das System den Druck.

Ein teures Akutbett kann dann nicht mehr länger blockiert werden, der bis gestern intensiv monitierte Patient liegt plötzlich in einem Einzelzimmer auf der Normalstation usw. usw.

In der Folge kommt die Aufforderung, sich möglichst rasch um einen „gu-ten Pflegeplatz" oder um eine Rehabilitation zu kümmern, mit dem Nachsatz: „Viel gibt es da aber nicht, vielleicht haben Sie Glück". So als wäre es offenbar Aufgabe des Angehörigen, sich um die weitere Betreuung zu kümmern, und ihr Gelingen außerdem von den Faktoren „Zufall und Glück" abhängig. Kümmern sich die Angehörigen dann um einen Rehabilitationsplatz, müssen sie meist feststellen, dass es überhaupt keine Rehabilitationsmöglichkeit in der näheren Umgebung gibt und, wenn doch, dann frühestens in 3–6 Monaten ein Platz frei ist, man aber nichts versprechen kann. Spätestens ab diesem Zeitpunkt beginnen fast regelhaft Interventionen auf den verschiedensten politischen Ebenen. Obwohl letztlich viele Menschen etwas Positives und Konstruktives erreichen wollen, steht der Angehörige mit dem Gefühl da, dass bei weitem nicht alles versucht wurde.

Vielleicht geht es doch daheim

Dazu kommt immer wieder der Gedanke, es doch mit einer Betreuung daheim zu versuchen und den Angehörigen nicht in ein Pflegeheim „abzuschieben" – da es noch immer viel zu wenige für Wachkoma-Patienten spezialisierte Lang-zeitbetreuungseinrichtungen gibt. In der Regel bedeutet das aber die Berufsauf-gabe eines Familienmitgliedes, meist eines weiblichen, eine massive finanziel-le Schlechterstellung und soziale Isolation. Denn – wer besucht schon gerne einen Haushalt, in dem ein Wachkoma-Patient mit all den „Grauslichkeiten" wie PEG-Sonde, Tracheostoma, Cystofix und Kontrakturen betreut wird. Darüber hinaus sind Hausärzte in der Regel mit den klinischen Besonderheiten überfordert und soziale Hilfen stoßen nicht selten an die Grenze der Finanzierbarkeit.

In der Folge brennen viele auch aus. Auf der einen Seite wollen sie „ihren Patienten" nicht aufgeben, auf der anderen Seite steht die Frage, ob sie sich ihr

Leben tatsächlich so vorgestellt haben. Wut, Verzweiflung, Hass, Aggression, Ohnmacht sind nur einige der Verhaltensmöglichkeiten und Gefühle.

Mögliche Verhaltensweisen von Angehörigen

In ihrer Geschichte erleben die Angehörigen mehrere Kränkungen (Zieger 2002). Zunächst der Schock der Information über die Möglichkeit eines apallischen Syndroms. In der Folge geben die „professionellen Betreuer" die Hoffnung auf und geben Hoffnungslosigkeit weiter. Der Druck, einen Pflegeplatz oder Rehabilitationsplatz zu suchen, nimmt zu bei gleichzeitiger Erkenntnis, dass es zu wenige solche Plätze gibt und viele Institutionen schon im Vorhinein zugeben, damit überfordert zu sein.

Schließlich erleben die Angehörigen eine zunehmende Isolierung.

Die Folge sind die klassischen Formen der Abwehr und schließlich Verarbeitung. Zunächst üben sich die Angehörigen in wildem Aktionismus, Verleugnung und Verdrängung der Realität. Die Angehörigen bekämpfen die offensichtlich „böse" Umwelt. Die Umgebung wird abgewiesen, man distanziert sich mit Schuldzuweisungen und Projektionen und wirft sich zugleich vor, versagt zu haben. Nicht selten verharren Angehörige über Jahre in diesem Zustand. Welcher professionelle Betreuer kennt sie nicht! Später und nicht selten erst durch professionelle Hilfe wird das Trauma verarbeitet und bewältigt. Die notwendige Trauerarbeit wird geleistet und die Realität schließlich akzeptiert. Am Ende steht die erfolgreiche Integration der Gefühle.

Welche Hilfe brauchen die Angehörigen?

Hilfreiche Maßnahmen für eine erfolgreiche Bewältigung sind eine frühzeitige Begleitung der Angehörigen, frühzeitige, stufenweise Information und Aufklärung sowie Einbeziehung in die notwendigen Entscheidungsprozesse, Integration in die Betreuungsprozesse und zunehmende Professionalisierung. Natürlich dürfen notwendige finanzielle, soziale und juristische Unterstützungen nicht fehlen in der Vorbereitung für ein langfristiges Betreuungskonzept.

Eines ist klar: Es ist nicht nur der Patient, sondern die gesamte Familie zu betreuen. Die Dramatik der Situation macht krank und erfordert professionelle Hilfe.

Die psychische Belastung ist schier unvorstellbar. Aus dem Leben, dem gewohnten sozialen Setting herausgerissen, reagiert das System mit Verdrängung, Abwehr, Aggression, Verzweiflung und vielleicht später Akzeptanz und Verarbeitung. Die Unsicherheit der Prognose und die Unmöglichkeit der Kommunikation sowie der oft jahrelange Verlauf stellen eine extreme Belastung dar. Die Unfassbarkeit des „Wachkomas", die oft dramatische Unsicherheit betreuender Institutionen verbunden mit der oft verwirrenden medizinischen Terminologie tun ihr Übriges.

Es ist daher notwendig, möglichst frühzeitig das Familiensystem mit einzubinden, zu betreuen, zu begleiten, ihrem Tun einen Sinn zu geben, regelmäßig zu informieren und zu professionalisieren.

Was Angehörige denken

In der Regel werden Angehörige nicht über den Zustand ihres „Patienten" befragt. In der Regel ist es umgekehrt und wir ertappen uns immer wieder dabei, dass wir unsere Meinung in die Angehörigen hineinprojizieren.

In einer Studie von Tresch u. a. (1991b), die wir hier ausführlicher wiedergeben wollen, wurden Angehörigen von Patienten im Wachkoma bezüglich des Wachheitszustandes ihres Angehörigen, über die Prognose, den weiteren Verlauf, über die Sinnhaftigkeit therapeutischer Maßnahmen, einer künstlichen Ernährung über PEG-Sonde und akuter lebenserhaltender Maßnahmen sowie über die Zufriedenheit mit der Betreuung befragt.

50 % der Patienten wurden auch noch nach 2 Jahren täglich von den Angehörigen besucht. 73 % der Angehörigen gaben an, dass der Patient auf die Anwesenheit eines Familienmitgliedes reagiert, 67 % waren überzeugt, dass Schmerz empfunden werden kann, und immerhin 55 % berichteten über eine Reaktion auf verbale Kommunikation.

Dennoch erwartete kaum ein Angehöriger eine wesentliche Verbesserung des Zustandes.

91 % befürworteten die Verabreichung von Antibiotika, falls dies notwendig wäre, und 82 % eine ausreichende, wenn nötig auch intravenöse Verabreichung von Flüssigkeit. Allerdings befürworteten 76 % eine DNR-(do not rescucitate-)Entscheidung. 88 % der Angehörigen sprachen sich für eine PEG-Sonde aus und wehrten sich gegen eine Entfernung. Die Bedeutung von guter Körperpflege, ausreichender Ernährung, täglicher Mobilisation in den Rollstuhl, Kommunikation mit anderen Patienten und einer stimulierenden Betreuung wurden extrem hoch angesetzt. Interessanterweise wurde die finanzielle Belastung als gering eingestuft, obwohl die Tatsachen dagegen sprachen.

All das sind Feststellungen, die wir aus eigener Erfahrung an unserer Wachkomastation bestätigen können. Angehörige sind eine schier unerschöpfliche Quelle der Information, die man nutzen sollte, um einordnen zu können, wie Angehörige mit ihrer Situation umgehen.

Umgang mit Wachkoma-Patienten: bio- versus beziehungsmedizinischer Zugang

Immer wieder ist man mit unterschiedlichsten emotionalen Zugängen und Umgangsformen zu dem Thema Menschen im Wachkoma konfrontiert. Es geht hier überhaupt nicht um gut oder böse oder richtig und falsch. Es geht darum, unterschiedliche Zugänge und Verhaltensweisen aufzuzeigen und Hilfestellung zu geben. Vielleicht gibt es auch Anregungen für eine Diskussion (Zieger 2002).

Prinzipiell kann man zwischen einem biomedizinischen und einem beziehungsmedizinischen Zugang zum Thema Wachkoma unterscheiden und alle, die sich mit diesem Thema beschäftigen oder davon betroffen sind, werden sich dieser Diskussion stellen müssen.

Wir stehen heute mitten in einer aktuellen Wertediskussion, in der die Begriffe Leben, Wert des Lebens, Individuum, Autonomie der Person, Menschenwürde und vieles mehr ihre ursprüngliche Unantastbarkeit und Selbstverständlichkeit zu verlieren drohen. Künstliches Leben, künstlich verlängertes Leben, Machbarkeit in der Medizin, ökonomische Faktoren beeinflussen unsere Einstellung zum Wert des Lebens und unsere Einstellung, was wir für richtig oder für falsch halten. Ist geklontes und genmanipuliertes Leben ein gleichwertiges Leben oder dürfen wir es jederzeit zerstören? Stellen Sie sich vor, Sie müssen sich möglicherweise in ferner Zukunft zwischen einem geklonten und einem nicht geklonten Menschen entscheiden? Darf der Mensch selbst geschaffenes oder erhaltenes Leben auch auslöschen in schöpferischer „Laune"? Ist ein Leben, das nicht unseren Qualitätsnormen entspricht, ein lebenswertes? Wann kommt der qualitätsgeprüfte Mensch? Wer wird wann und wie geboren, wer soll wann und wie sterben? Können wir uns es leisten, ein solches Leben niedriger Qualität überhaupt aufrechtzuerhalten? Was können, sollen oder müssen wir uns in der Medizin leisten? Wie verteilen wir die Mittel in der Familie, im Staat, in der Welt?

Fragen über Fragen, die nicht Sicherheit, sondern Unsicherheit bereiten in einer Zeit, in der in unserer Welt der Begriff Wert zunehmend ökonomisch gedeutet wird? Was soll diese Beschäftigung mit Wachkoma-Patienten überhaupt?

Das biomedizinische Weltbild stellt die naturwissenschaftliche Orientierung in den Vordergrund. Was nicht gemessen werden kann, existiert nicht oder wird nur am Rande als Unschärfe wahrgenommen, als störender Faktor gleichsam. Der Körper ist eine zusammengesetzte Organmaschine, Gefühle sind das Ergebnis einer noch nicht ausreichend erforschten Biochemie. Der Begriff Seele reduziert sich auf chemische Formeln und elektrophysiologische Parameter. Zwischenmenschliche Beziehungen werden zunehmend vernachlässigbar und der Mensch wird zur Person und schließlich zur Sache reduziert, zu einer Hülle – zu einer vordergründig sinnlosen Hülle, wenn wir uns auf Wachkoma-Patienten beziehen.

Dem gegenüber steht das beziehungsmedizinische Menschenbild. Hier bedeutet Leben Verletzlichkeit und Sterblichkeit. Leben hat eine körperliche, aber auch eine geistig-soziale Komponente. Krankheit, Sterben und Tod gehören als selbstverständliche Teile zum Leben dazu, werden nicht verdrängt oder als abnormal definiert. Auf diesen Teilen beruhen das Soziale und das Zwischenmenschliche. Unser Gehirn ist nicht nur ein biologisches Organ, sondern es ist auch für unser soziales Verhalten verantwortlich, ist also ein durch und durch soziales Organ. Jedem Menschen ist Menschenwürde zuzusprechen, auch in der extremen Form des Lebens im Wachkoma.

Unabhängig vom Zugang, den wir individuell wählen, sind mehrer Faktoren außer Diskussion:

Menschen im Wachkoma sind vollständig auf fremde Hilfe angewiesen;
Menschen im Wachkoma sind höchst verletzlich;
Wachkoma ist eine extreme Lebensform am Rande des Todes.

Wir können uns täglich neu entscheiden, wie wir mit dieser Lebensform umgehen. Wir können wählen zwischen passivem Verhalten, indem wir die Patienten einfach liegen lassen und verwahren, sie nicht teilhaben lassen am normalen Leben, sie absondern, sie als therapieresistent oder rehabilitationsunfähig abstempeln. Wenn wir uns so verhalten, werden diese Patienten bald zunehmend unbeweglich, die Gelenke werden Kontrakturen bekommen, und Wundliegen und rezidivierende Infekte werden die Folge sein und schließlich zum Tod führen.

Eine Art stille Euthanasie. Abhängig vom Land, in dem wir leben, werden wir uns vielleicht entscheiden, dieses sinnlose Leben zu beenden, um unnötiges Leiden zu vermeiden. Verhungern lassen durch Entfernen der Magensonde ist die zumeist auch rechtlich akzeptierte Methode dieser direkten Euthanasie (Munsat u. a. 1989, American Medical Association 1990, American Academy of Neurology 1993, Wade und Johnston 1999).

In diesem Zusammenhang wird auch immer wieder die Freigabe zu fremdnützigen Forschungszwecken diskutiert, wie sie in der Bioethik-Konvention gefordert wird. Natürlich können wir uns auch für eine aktive Förderung und Partizipation, Rehabilitation und soziale Reintegration entscheiden. Wie auch immer: Wir werden uns entscheiden müssen, denn der Verlauf des apallischen Syndroms wird natürlich zu einem Teil durch pathophysiologische und physikalische Faktoren beeinflusst, aber zu einem zumindest ebenso großen Teil durch psychosoziale Faktoren und den Ausprägungsgrad der Isolation, der wir den Patienten aussetzen. Schon der gesunde und bewusstseinsklare Mensch

wird unter extremen isolierenden Bedingungen mit psychischen Auffällig-
keiten reagieren, von unwirklichen Empfindungen, illusionären Verkennun-
gen, paradoxen Wahrnehmungen bis hin zu schweren psychotischen Zuständen mit Halluzinationen und Wahnvorstellungen und schweren Antriebs- und
Gedächtnisstörungen. Mehrfach wurden die Auswirkungen von Vernachläs-
sigung, Isolation, Hospitalismus, Trennung von vertrauten Menschen und
Vorenthalten sozialer Kommunikation und Zuwendung beschrieben. Mag sich
jeder selbst ausdenken, wie sich eine Reduktion der Betreuung darauf, dass der
Patient es warm hat und satt und sauber ist, auf einen in der Wahrnehmung
und Motorik extrem behinderten Menschen auswirkt, unabhängig von den
pathophysiologischen, motorischen und sensorischen Defiziten.

Wie immer wir uns entscheiden in der Kommunikation mit Wachkoma-
Patienten, werden wir immer unsere eigene Verletzlichkeit und unsere eigene
Vergänglichkeit spüren. Wir werden bewusst die innere Spannung wahrnehmen, unsere Ohnmacht, Unsicherheit und Hilflosigkeit. Wir werden uns entscheiden müssen, ob wir eine Hinwendung für sinnlos halten und weglaufen
oder ob wir sie für sinnvoll, notwendig erachten und begleiten.

Wachkoma und Ethik

Wann immer man sich mit dem Thema Wachkoma auseinandersetzt, wird man meist rasch mit dem Begriff Ethik konfrontiert. Ethik hat, wie der Philosoph E. Loewy einmal sagte, mit der Entscheidung zu tun, von zwei schlechten Möglichkeiten die bessere zu wählen. Der kritische Punkt bei Wachkoma-Patienten aber ist, dass der Patient nicht in der Lage ist, für sich selbst zu entscheiden. Es stellen sich daher immer die Fragen, wer entscheidet und was soll wie entschieden werden.

Bei der Frage nach dem Wer kann es der Patient selbst sein, der im Rahmen einer Patientenverfügung Entscheidungen getroffen hat. Möglicherweise gibt es einen gesetzlich Bevollmächtigten. Möglicherweise sind das Angehörige selbst, wie Ehepartner, Kinder oder Geschwister. Fragen, die es meist zu beantworten gibt, betreffen im einfachen Fall die Einwilligung zu diagnostischen und therapeutischen Maßnahmen, im schwierigen Fall die Frage, ob ein Leben im Wachkoma ein lebenswertes Leben ist oder wie schwer der Patient leidet. Auch ökonomische Fragen – denn die Betreuung von Wachkoma-Patienten kostet etwas und nicht in allen Ländern gilt das Solidaritätsprinzip – werden früher oder später auftauchen, abhängig davon, in welchem gesellschaftspolitischen oder gesundheitspolitischen Umfeld wir uns gerade bewegen. Zweifelsohne werden auch Ärzte und Pflegepersonal, das Krankenhaus, der Staat und möglicherweise die Zugehörigkeit zu einem Religionsbekenntnis mit entscheiden. Wie immer wir uns entscheiden, es entscheidet ein Gesunder über einen Kranken, auch wenn es ein und dieselbe Person sein sollte wie im Falle einer Patientenverfügung.

Das klinische Bild des apallischen Syndroms hat zu einer Reihe von philosophischen und metaphysischen Betrachtungen geführt. Zahlreiche Autoren stützen sich auf philosophische, theologische und empirische Todeskonzepte, wenn sie von einem neokortikalen Tod sprechen – wonach der Tod einer Person dann eingetreten ist, wenn jene Teile des Gehirns zerstört sind, die für unseren Intellekt und unseren Willen verantwortlich sind. Diese so genannte „realistische Verwendung" des Todesbegriffes öffnet natürlich Tür und Tor für jegliche Form der verdeckten oder auch nicht verdeckten Euthanasie.

In einer von Youngner u. a. (1989) durchgeführten Befragung von Ärzten und Pflegepersonal definierten 19 % der Befragten Patienten mit apallischem Syndrom als tot. Aber nur 35 % kannten die medizinischen und gesetzlichen Kriterien des Hirntodes.

Es ist nicht abzuschätzen, welche Folgen verschiedene Tod-Definitionen haben könnten.

Es ist allgemein akzeptiert, dass ein Lebewesen dann tot ist, wenn der Tod des gesamten Gehirns eingetreten ist. Hier ist die wissenschaftliche Definition des Hirntodes wenigstens einigermaßen eindeutig und hier sind neuroanatomische und neurophysiologische Mechanismen klar definiert. Zweifelsohne aber sind Patienten mit apallischem Syndrom, unabhängig davon, wie schwer und irreversibel die Schädigung des Gehirns auch sein mag, und unabhängig von der Prognose, als lebende Menschen zu betrachten, sowohl in medizinischer wie moralischer und gesetzlicher Hinsicht.

Dem gegenüber steht die Feststellung der American Association of Neurology aus dem Jahr 1989:

– Patienten mit vegetative state leiden nicht und nehmen Schmerzen nicht wahr – was mit der klinischen Reaktionslosigkeit auf Schmerzreiz, den autoptisch festgestellten Zerstörungen beider Hemisphären und der niedrigen Glucosemetabolisationsrate im PET begründet wird.

– Die künstliche Zufuhr von Nahrung und Flüssigkeit ist eine Form medizinischer Therapie – das Absetzen der Nahrungs- und Flüssigkeitszufuhr entspricht also dem Absetzen jeder sonstigen medizinischen Therapie, wenngleich eine erhöhte emotionale Komponente dem betreuenden Personal zugestanden wird!

Es wird weiters festgestellt, dass die Gabe von Nahrung und Flüssigkeit keinen Benefit für den Patienten im permanent vegetative state hat.

Wir stellen nochmals fest: Hier geht es nicht um gut oder böse, hier geht es um gesellschaftlich akzeptierte menschenmögliche Verhaltensweisen, die eine Langzeitbetreuung von Wachkoma-Patienten ermöglichen oder auch nicht.

Besonders problematisch werden derartige grundsätzliche Festlegungen, wenn man die eingangs erwähnte hohe Rate an Fehldiagnosen berücksichtigt. Die Feststellung von Bewusstsein mit der Smart Skala (siehe weiter unten) ist daher von entscheidender Bedeutung ebenso wie die Festlegung von Ja/Nein-Codes (SEKS-Skala).

Es gibt aber noch eine Reihe weiterer Problemfelder.

Medizinische Interventionen sind nur dann gerechtfertigt, wenn der Patient seine Zustimmung dazu gegeben hat. Oft wird aus der Zustimmung auf die Kooperation des Patienten geschlossen. Aus der Ablehnung üblicherweise auf die mangelnde Kooperation. Patienten, die nicht wach sind, können aber keine Zustimmung geben. Hier ist es zunächst die Aufgabe des Arztes, im Interesse des Patienten zu handeln und den gesetzlichen Vertreter davon zu überzeugen, dass die Zustimmung notwendig und sinnvoll ist. In manchen Ländern aber besteht die rechtliche Möglichkeit, einen Antrag zu stellen, jede Form der Behandlung und somit auch die Ernährung zu beenden. Üblicherweise wird der Antrag vom betreuenden Arzt oder einem Angehörigen gestellt. Es kann aber auch die betreuende Organisation sein. Der Patient wird in diesem Fall durch seinen Sachwalter vertreten. Der Antragsteller muss beweisen, dass der

Patient sich und die Umwelt nicht wahrnimmt, es keine Aussicht auf Besserung gibt und dass die Fortführung der Therapie und Ernährung nicht im Interesse des Patienten ist. In der Folge wird die Familie befragt. Bei allseitigem Einverständnis und Sicherstellung, dass keine Bewusstseinstätigkeit vorliegt, wird die Nahrungszufuhr gestoppt. Üblicherweise verstirbt der Patient innerhalb von 14 Tagen. Wie immer man derartige Vorgangsweisen interpretiert, ein Gericht entscheidet, dass der Patient kein Interesse haben kann behandelt zu werden, und stellt dann fest, was das Interesse des Patienten sein könnte. Die Schritte sind klar: Erkennen eines apallischen Syndroms, Diagnose des apallischen Syndroms, Feststellung, dass keine Veränderungen zu erwarten sind, Entscheidung, die Behandlung zu beenden, und schließlich die Beendigung der Behandlung und Ernährung. So einfach ist das also.

Immer entsteht in diesen Fällen ein Spannungsfeld zwischen der Allokation der Gesundheitsressourcen und der Beurteilung der Lebensqualität und das in einer Situation, in der es keine absolut sichere Diagnose eines vegetativ state und keine standardisierte Methode gibt, um Bewusstsein nachzuweisen. Es bleibt daher die Unsicherheit durch das Fehlen klarer diagnostischer Beweise und die Frage, wie viel Grad an Unsicherheit für uns akzeptabel ist.

Patienten im Wachkoma provozieren regelmäßig ethische Fragestellungen und stellen den Begriff Wachheit und Bewusstsein zur Diskussion. Sie fragen nach der Lebensqualität und der Einstellung der Gesellschaft zum Leben und dem Umgang mit Unsicherheit und Ungewissheit.

So „einfach" ist das alles.

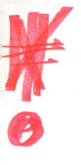

Änderungen messbar machen –
Skalen und Scores

Bei der Beschäftigung mit Wachkoma-Patienten besonders im Langzeitbereich ergibt sich regelmäßig die Frage, ob Reaktionen vorhanden sind, wie Reaktionen wahrgenommen und wie die oft kleinen Schritte der Veränderung nicht nur beobachtet, sondern auch dokumentiert werden können. Prinzipiell können wir zwischen beobachtbarem Verhalten (overt behavior) und nicht beobachtbarem Verhalten (covert behavior) unterscheiden. Bei letzterer Art der Beobachtung werden im Wesentlichen zumeist durch elektrophysiologische Untersuchungsmethoden unterschiedlichste Parameter (EEG, EMG, Herzfrequenz, Atemfrequenz, Hautwiderstand, Augenbewegungen etc.) im zeitlichen Verlauf dargestellt und ihre Veränderung auf externe Reize dokumentiert (Pflegehandlungen, Geräusche, Körperkontakt, Stimmen etc.).

Neuere bildgebende Verfahren zur Beurteilung der Gehirnfunktion bei Patienten im Wachkoma in Abhängigkeit von externen Veränderungen kommen vermehrt zur Anwendung (SPECT, funktionelle MRT, PET) und werden uns möglicherweise in Zukunft mehr darüber Auskunft geben, wieweit Erleben und Wahrnehmung bei Patienten mit apallischem Syndrom möglich sind.

Im Bereich der Beurteilung und der Quantifizierung des beobachtbaren Verhaltens kommen eine Reihe von Skalen zur Anwendung, auf die kurz eingegangen werden soll:

Glasgow Coma Scale und Koma-Remissionsskala
Früh-Reha-Barthel-Index
Sensory Modality Assessment and Rehabilitation Technique
Skala für expressive Kommunikation und Selbstaktualisierung
Interdisziplinäre Remissionsverlaufsskala

Glasgow Coma Scale und Koma-Remissionsskala. Die klassischen Skalen wie die Glasgow Coma Scale oder die Koma-Remissionsskala haben ihre Domäne im Akutbereich. Besonders die Glasgow Coma Scale ermöglicht eine rasche Quantifizierung der Komatiefe durch Beurteilung der motorischen oder verbalen Reaktion auf externe Stimuli, zumeist Schmerzreize. Darüber hinaus ermöglicht sie eine frühe prognostische Aussage. Die Koma-Remissionsskala weist eine etwas feinere Abstufung auf und beurteilt grob die allgemeine Reaktion auf Schmerzreize, akustische, visuelle und taktile Reize, darüber hinaus die sprachliche Kommunikationsfähigkeit. Für den im Langzeitbereich Tätigen sind beide Skalen zu „grob", um die kleinen wahrnehmbaren Veränderungen messbar zu machen. Es ist nämlich nicht so, dass keinerlei Veränderungen stattfinden. Viele vorhandene Messinstrumente sind einfach nicht fein genug skaliert.

Früh-Reha-Barthel-Index. Von den etablierten Skalen ist für die Verlaufsbeobachtung im Langzeitbereich noch am ehesten der Früh-Reha-Barthel-Index geeignet. Hier geht es neben der Beurteilung der Aktivitäten des täglichen Lebens, wie sie aus dem klassischen Barthel-Index bekannt sind, auch noch um die ergänzende Beurteilung von medizinischen Kriterien wie Überwachungspflicht, absaugepflichtiges Tracheostoma, Notwendigkeit von Beatmungsmaßnahmen sowie beaufsichtigungspflichtige Orientierungs-, Verhaltens- und Schluckstörungen. Während der klassische Barthel-Index zwischen 0 und 100 liegt, geht der Früh-Reha-Barthel-Index auch in den negativen Bereich bis −325.

Bezüglich der bisher erwähnten 3 Skalen sei auf Gobiet und Gobiet (1999) verwiesen.

SMART Scale. Nach Stabilisierung der Akutphase und nachdem die Diagnose eines Vegetative-state-Syndroms gestellt ist, ist im weiteren Verlauf die Frage, wieweit Wahrnehmung und damit Bewusstsein vorhanden sind, von entscheidender Bedeutung. Die von Gill-Thwaites (1997) und Mitarbeitern 1997 im Royal Hospital for Neuro-disability in London entwickelte SMART-Skala (Sensory Modality Assessment and Rehabilitation Technique) hat sich in der Routinepraxis sehr bewährt und macht dem betreuenden Team rasch klar, in welchen Bereichen Wahrnehmung möglich ist.

Auditives, visuelles, somatisches und motorisches System werden durch spezifische Reize stimuliert und die Reaktion wird beurteilt. Innerhalb kurzer Zeit ist eine Beurteilung, ob Wahrnehmung vorhanden ist oder nicht, möglich. SMART liefert Hinweise, wie häufig und in welchen Bereichen Wahrnehmung festgestellt werden kann. Das Ergebnis verändert auch eindrucksvoll den Zugang zum Patienten und hilft Ja/Nein-Codes zu entwickeln.

Informationen über die Testbatterie sind über www.smart-therapy.org.uk zu erhalten.

Skala für expressive Kommunikation und Selbstaktualisierung. In der Praxis sehr bewährt, und an unserer Station routinemäßig eingesetzt, ist auch die von Zieger (2002) und Mitarbeitern entwickelte SEKS-Skala (Skala für expressive Kommunikation und Selbstaktualisierung). Hier werden Symptome und Verhaltensweisen, wie sie in den verschiedensten in der Routine beobachtbaren Bereichen (vegetative Körpersignale, tonische Körpersignale, Augen, Mimik, Eigenbewegungen, Gesten, Gebärden, Stimme und Sprache) wahrgenommen werden, aufgezählt und bewertet. Einmal mit der Zahl 1 bewertete Beobachtungen bleiben weiter bewertet, auch wenn der Patient bereits Fortschritte gemacht hat. Je höher die Punktezahl, umso mehr ist der Patient in der Lage, mit den betreuenden Personen in Kontakt zu treten und gezielt zu kommunizieren.

Interdisziplinäre Remissionsverlaufsskala. Basierend auf jahrelanger Vorerfahrung und Verlaufsbeobachtung vorwiegend aus dem Bereich der Pflege wurde im Jahr 2000 von Mitarbeitern der Neurologischen Abteilung des Sigmund-Freud-Krankenhauses in Graz eine Remissionsverlaufsskala (RE-VERS-Skala) geschaffen, die in der Folge von einem interdisziplinären Team von Mitarbeitern der Apalliker Care Unit an der Neurologischen Abteilung im Geriatriezentrum am Wienerwald und der Wachkomastation im Geriatrischen Krankenhaus der Stadt Graz weiter verbessert und aktualisiert wurde. Hier werden Parameter wie Atmung, Nahrungsaufnahme, Mundmotorik, motorische Aktivitäten, Transfer, Mobilität, Ruhe und Schlaf sowie Orientierung beurteilt und quantitativ erfasst. Gemäß dem Konzept des Selbstpflegedefizites und der klinischen Besonderheiten der verschiedenen Remissionsstadien gilt der Patient als umso selbstständiger, je mehr Punkte erreicht werden. Die Voraussetzung für eine Beurteilung ist die Zusammenarbeit der verschiedenen Berufsgruppen. Keine Berufsgruppe kann für sich alleine die REVERS-Skala ausfüllen. Für die an unserer Station verwendete Version siehe den Anhang.

Alle angeführten Skalen sollen dazu anregen, von einer beschreibenden Verlaufsbeobachtung zu einer messbaren Verlaufsbeobachtung überzugehen. Natürlich darf keines der Beurteilungsschemata isoliert betrachtet werden. Sie sind in einen Gesamtkontext einzuordnen. Dennoch seien alle, die im Langzeitbereich tätig sind, dazu aufgefordert, eigene Erfahrungen mit den angebotenen Messinstrumenten zu sammeln, die sich, einmal eingeführt, in der täglichen Routine als wertvolle Dokumentationshilfen bewährt haben. Wie auch von anderen Autoren erwähnt, findet die Methode der Videodokumentation zunehmend Eingang in der täglichen Arbeit. Motorische Fortschritte, aber auch Veränderungen im emotionalen Zugang und soft facts, wie erlebte Lebensqualität, lassen sich wiederholt beeindruckend durch wenn auch nur kurze Videosequenzen dokumentieren. Wir sind immer wieder damit konfrontiert, über die Sinnhaftigkeit unseres Tuns im Langzeitbereich Rechenschaft abgeben zu müssen – moderne Dokumentationsmethoden können hier sehr hilfreich sein.

Projekt Apalliker Care Unit

Einleitung

Ausgangspunkt und Wegweiser für das vorliegende Buch war das von Frühjahr 2001 bis Herbst 2002 an der Neurologischen Abteilung im Geriatriezentrum am Wienerwald – einer der größten neurologischen Langzeitbetreuungseinrichtungen Europas – durchgeführte Projekt Apalliker Care Unit – Langzeitbetreuung von Patienten mit apallischem Syndrom. Die einzelnen erarbeiteten Schritte sind beispielhaft für die erfolgreiche Bemühung, für betroffene Menschen und ihre Angehörigen ein vorbildliches Konzept zu entwickeln und umzusetzen.

Das Projekt ist nicht nur eine pragmatische Leitlinie für am Thema interessierte und engagierte Menschen, sondern auch Motivator für einen notwendigen Kulturwandel in unserem gesundheits- und sozialpolitischen Denken.

Die folgenden Abschnitte sollen Anleitung und Hilfestellung für all jene professionellen, aber auch nicht professionellen Gruppen sein, die selbst die Initiative ergreifen und sich der Herausforderung „Betreuung von Menschen im Wachkoma" stellen wollen. Nachfolgende Ausführungen sollen kein Kochrezept sein, sondern ein Grundgerüst für eine strukturierte Vorgangsweise, die auf die besonderen Gegebenheiten vor Ort Rücksicht nehmen muss.

Grundgedanke und Leitmotiv war die vorbehaltslose gesellschaftliche Gleichstellung von Menschen im Wachkoma unter dem Motto:

Wir arbeiten *mit* den Patienten und *nicht für sie.*
Wir arbeiten *mit* dem Team und *nicht für dieses.*
Wir arbeiten *mit* Angehörigen und Freunden und *nicht für sie.*

Ausgangssituation

Sehr häufig ist man mit einem absolut minimalistischen Versorgungskonzept konfrontiert. Mangels Alternativen erfolgt die Langzeitbetreuung von Patienten mit apallischem Syndrom in geriatrischen Pflegeheimen, die den hohen Anforderungen in keiner Weise gewachsen sind.

Nicht selten findet sich eine Person, meist aus dem pflegerischen oder ärztlichen Bereich, der, oft angestoßen durch „lästige Angehörige", die unbefriedigende Betreuungssituation von Menschen im Wachkoma vor Ort auffällt und die zunehmend davon überzeugt ist, dass etwas verbessert werden muss.

Sollten Sie eine jener Personen sein und gerade am Anfang Ihrer Bemühungen stehen, sind Sie möglicherweise mit der Meinung konfrontiert, dass ein Patient mit apallischem Syndrom im besten Fall keine Veränderung seines Zustandes erfährt, er sich in der Regel aber verschlechtern wird und nach meist mehr oder weniger kurzer Zeit infolge einer der zahlreichen Komplikationen versterben wird.

Man wird Ihnen zu verstehen geben, dass eine Reduktion der Betreuung auf „warm – satt – sauber" die sinnhafteste Vorgangsweise ist. Lebensqualität wird den Patienten in der Regel abgesprochen, und man wird Sie darauf aufmerksam machen, dass niemand auf Dauer die Betreuung dieser Patientengruppe psychisch wie physisch aushält. Möglicherweise sind Sie auch mit der Situation konfrontiert, dass aus diesen jedem wohl einsichtigen Gründen diese Patienten zumeist auch mehr oder weniger gleichmäßig auf verschiedenste Stationen verteilt sind, sofern Sie in einer größeren Institution tätig sind.

Sie werden feststellen, dass nur wenige fundierte Kenntnisse über das Krankheitsbild und seinen Verlauf haben.

Die ersten Schritte

Der erste Schritt ist daher, dass Sie sich ausreichende Informationen darüber verschaffen, möglicherweise durch das vorliegende Buch und durch Besuch bekannter und etablierter Einrichtungen. Um eine Betreuung auf hohem Qualitätsniveau sicherzustellen, ist es notwendig, eine klar definierte Einheit – eine Apalliker Care Unit oder Wachkomastation – zu verwirklichen. Kompromisslösungen sind abzulehnen. Sie sind in der Regel als Mitarbeiter(in) nicht selbst dafür verantwortlich, dass eine spezialisierte Gesamtversorgung für diese Patientengruppe vorhanden ist, sehr wohl aber häufig für die Qualität der Versorgung vor Ort. Stellen Sie das als verantwortlicher Arzt oder verantwortliche Pflegeperson von Anfang an klar.

Suchen Sie so früh wie möglich fachlich kompetente Verbündete für Ihre Verbesserungsabsichten und arbeiten Sie gleich an einem Gesamtkonzept, um sich nicht bereits zu Beginn in Details zu verlieren.

Wie in den vorhergehenden Kapiteln angeführt, sind Mindestgrößen und strukturelle Mindestvoraussetzungen einzuhalten. Wird das nicht vom verantwortlichen Träger gewährleistet, lassen Sie es bleiben!

Sind Sie ausreichend informiert und haben Sie ein klares zukünftiges Bild für sich erstellt, dann holen Sie sich im nächsten Schritt einen schriftlichen Projektauftrag von Ihrem verantwortlichen Vorgesetzten. Unzählbar sind die gut gemeinten Aktivitäten, die wieder im Sand verlaufen sind, weil sie von niemandem beauftragt wurden.

Gelingt es, den Projektauftrag für die Erarbeitung und Umsetzung einer strukturierten Betreuungseinheit zu erhalten, gehen Sie in der Folge schrittweise vor.

Analyse der Ist-Situation

Es ist zunächst zu klären, wie viele Patienten aktuell vor Ort betreut werden, wo, von wem und auf welche Weise. Gibt es bereits irgendwelche Spezialisierungen, Schulungen oder Konzepte? Mit der Beantwortung dieser Fragen erhalten Sie einen ersten Überblick über potenzielle Partner und interessierte Mitarbeiter(innen) aus den verschiedensten Bereichen, die Sie für die Umsetzung dringend benötigen werden.

Bereits in diesem frühen Stadium ist es sinnvoll und notwendig, eine strukturierte Angehörigenarbeit zu beginnen, um diese frühzeitig als Verbündete und Informationsträger zu gewinnen. Gründen Sie eine Angehörigengruppe oder nehmen Sie Kontakt zu eventuell bereits bestehenden in Ihrer Umgebung auf. Stellen Sie den Betreuungsbedarf in Ihrem Einzugsgebiet fest gemäß den bekannten genannten epidemiologischen Daten. Welche Krankenhausstrukturen befinden sich vor Ort, wie viele Intensivstationen, neurologische Abteilungen, Rehabilitationszentren etc. stehen als potenzielle Partner für Ihre Arbeit zur Verfügung? Auf diese Weise bekommen Sie Informationen über die vorhandenen Ressourcen, den Betreuungsbedarf und die notwendigen Schnittstellen. Langzeitbetreuungseinheiten stehen nicht für sich selbst allein, sondern sind ein Teil eines gesamten Versorgungsnetzes, auch wenn es das aktuell vor Ort noch nicht gibt.

Festlegen der Betreuungsziele und Betreuungsprozesse

Üblicherweise sind Verbesserung oder zumindest Erhaltung und Sicherung des Funktionszustandes, die Verhinderung von Komplikationen sowie das Erkennen und die Förderung einer weiteren Remission die grundlegenden patientenorientierten Ziele neben einer möglichst weit gehenden Reintegration der Patienten und ihrer Angehörigen in die Gesellschaft.

Dazu ist es notwendig, in einem wichtigen Schritt die wesentlichen Betreuungsprozesse bedürfnisorientiert neu zu definieren und als Standards festzuschreiben.

Die Primärprozesse sind Aufnahme, Diagnose, Therapie und weitere Maßnahmen.

Die Primärprozesse untergliedern sich wieder in eine Reihe von Sekundärprozessen, die bedarfsorientiert erarbeitet werden müssen.

Im Anhang finden Sie beispielhaft die an unserer Station definierten Primär- und Sekundärprozesse dargestellt. Nehmen Sie sich daraus, was für Ihre Situation passt.

In der Folge ergibt sich häufig ein Schulungsbedarf für das gesamte Team, um eine entsprechende Professionalisierung sicherzustellen. All das muss rechtzeitig geplant und begleitend durchgeführt werden.

Parallel dazu müssen auch strukturelle Voraussetzungen definiert werden, wie Stationsgröße sowie Zusammensetzung und Größe des Betreuungsteams. Dazu finden Sie auf den vorhergehenden Seiten viele Anregungen.

Weiters gilt es, Aufnahmekriterien, externe Schnittstellen zu anderen Betreuungseinheiten wie Krankenhäusern und Rehabilitationszentren, aber auch interne Schnittstellen zwischen den einzelnen Berufsgruppen (Arzt, Pflegepersonen, Therapeuten, Angehörige) festzulegen. Schnittstellenfestlegung bedeutet: Wer macht wann was und mit wem, wer ist wofür verantwortlich, dass es auch geschieht, und wer muss mit wem wann Kontakt aufnehmen. Das beginnt im Erstgespräch mit den Angehörigen vor der Übernahme und endet vielleicht bei der Vorbereitung eines Wochenendausganges.

Schließlich wird man gut daran tun, sich von Anfang an zu überlegen, welche Parameter, wie klinischer Zustand des Patienten, Angehörigen- und Mitarbeiterzufriedenheit, evaluiert werden sollten, um die gewünschte Veränderung auch messbar zu machen.

Letztendlich ist auch eine aktive Öffentlichkeitsarbeit notwendig, da man in der Regel zur Verwirklichung der Ziele auch die Unterstützung der Öffentlichkeit braucht.

Zusammensetzung des Projektteams

Nicht selten haben Mitarbeiter(innen) aus dem Pflege-, aber auch aus dem ärztlichen Bereich und dem Bereich der Physiotherapie bereits durch eigene Initiative und Interesse Know-how auf dem Gebiet der Betreuung von Patienten mit apallischem Syndrom erworben. Sie sind natürliche Partner im Kernteam, in dem sich alle Berufsgruppen (Pflege, Arzt, Therapeuten) aus den verschiedensten Hierarchien wieder finden müssen. Der Initiator des Projektes ist üblicherweise am meisten an der Verwirklichung interessiert und somit Projektleiter und dem Auftraggeber gegenüber verantwortlich. Eine externe professionelle Moderation ist zu empfehlen, um ein konsequentes und strukturiertes Arbeiten sicherzustellen. Ebenso sollte eine begleitende Supervision für das meist neu entstehende Team fester Teil des Gesamtkonzeptes und im Interesse der Organisation sein.

Wichtig ist es in diesem Stadium auch, die bereits im vorhergehenden Schritt festgelegten externen Schnittstellen mit einzubeziehen – nicht als ständige Mitglieder, sondern als klar definierte Ansprechpartner. Eine durchschnittliche Projektdauer von einem bis eineinhalb Jahren ist realistisch, auch wenn bereits Teammitglieder mit Vorerfahrung vorhanden sind. Immerhin arbeiten Sie an einem Kulturwandel!

Wir werden nun in der Folge die einzelnen Primärprozesse näher erläutern.

Festlegen der Zugangskriterien, prästationäre Prozesse

Aus der eindeutigen Definition eines apallischen Syndroms ergeben sich die Zugangskriterien, die strikt einzuhalten sind. Falls Sie keinen fachlich neurologisch versierten Ansprechpartner in der zuweisenden Abteilung haben, wird eine ambulante Vorbegutachtung am besten unter Zuhilfenahme einer erarbeiteten Checkliste und durch einen mit dem Krankheitsbild vertrauten Neurologen erforderlich sein. Nicht jeder schwerstbehinderte Patient mit einer neurologischen Erkrankung ist ein apallischer Patient! Anamnestische Daten, der bisherige Krankheitsverlauf, typische klinische Symptome, das aktuelle klinische Bild, vorerhobene Befunde (MRT, CT, EEG, SSEP), Besonderheiten aus dem Pflegebereich, Pflegeaufwand und vieles mehr müssen individuell in einer Checkliste erfasst werden, um ein möglichst vollständiges Bild über den Patienten und seine aktuellen und zukünftigen Bedürfnisse vorweg zu bekommen.

Bereits zu diesem Zeitpunkt soll mit eventuell vorhandenen Angehörigen Kontakt aufgenommen werden. Im optimalen Fall ist ein Besuch an der zukünftigen Betreuungsstation vor der geplanten Übernahme möglich. Auf diese Weise wird den Angehörigen auch ihre Wichtigkeit als Partner im Langzeitbereich vermittelt. Bei diesem ersten Treffen sollte auch vorbereitetes kurzgefasstes Informationsmaterial über die Station mitgegeben werden. Hier geht es darum, einen ersten Kontakt zu knüpfen und Befürchtungen und Ängste auszuräumen.

Prozess der Aufnahme

Kommt der Patient mit seinen Angehörigen schließlich auf die Station, kümmert sich eine Pflegeperson unmittelbar um den Patienten. Akutcheck der wichtigsten Vital- und Versorgungsparameter (Tracheostoma, PEG-Sonde, suprapubische Harnableitung, Hautzustand, Flüssigkeitsbilanz, Überprüfung der verordneten Medikamente, Ernährung, Atmung und vieles mehr) sowie organisatorische Aufnahmetätigkeiten stehen hier im Vordergrund. In der Regel ist der Patient schon durch den vorangegangenen Transport und die Konfrontation mit einer völlig neuen Situation massiv überlastet. Eine ruhige, freundliche, einfache, aber auch eindeutige und strukturierte Vorgangsweise ist erforderlich. Eine weitere Pflegeperson führt gemeinsam mit dem Stationsarzt ein erstes Informationsgespräch mit den begleitenden Angehörigen durch.

Als Grundlage dient nun ein ausführliches Stationsinformationsblatt, das über alle wichtigen Details der Apalliker Care Unit – Wachkomastation Auskunft gibt, von den angewandten Pflegekonzepten, über die Möglichkeiten der Mitbetreuung des Patienten bis zur Information über Sprechstunden und wichtige Telefonnummern. Der Angehörige lernt so bereits am ersten Tag seine wichtigsten Ansprechpartner kennen. Als günstig hat sich für diese Situation ein Checkblatt für Arzt und Pflegeperson erwiesen, um wesentliche Punkte bei diesem ersten Gespräch nicht zu vergessen. Nicht nur der Patient ist durch die Aufnahme in eine Langzeitbetreuungseinrichtung belastet, auch der Angehörige, dem oft erstmals klar vor Augen geführt wird, dass nun ein neuer Abschnitt in der Betreuung beginnt, in dem er oft mehr gefordert wird als im Akutstadium oder in der Frührehabilitation.

Prozess der Diagnose

Gemeinsam mit den Angehörigen wird von der Bezugspflegeperson und dem Stationsarzt ein Termin für eine ausführliche Anamnese vereinbart. Hier geht es nicht nur um die klassische „Arztanamnese", sondern auch darum, im Rahmen der Pflegeanamnese umfangreiche Informationen über den Patienten, seine Lebensgewohnheiten und sein soziales Gefüge zu erhalten, als Grundlage für eine gezielte Betreuungsplanung.

Natürlich wird es auch notwendig sein, von ärztlicher Seite bereits länger zurückliegende Befunde wie CT, MRT, EEG, Duplexsonographie der gehirnversorgenden Gefäße, Blutbefunde neu zu erheben. Nicht selten liegen die erhobenen Befunde oft Monate zurück und geben in keiner Weise die aktuelle Situation wieder.

Es hat sich als vorteilhaft erwiesen, den „Pflegediagnose-orientierten Anamnesebogen", wie er in zahlreichen Krankenhäusern und Pflegeheimen verwendet wird, auf die Bedürfnisse der Patienten auf einer Apalliker Care Unit – Wachkomastation abzustimmen. Die Kenntnis der von der Pflege aufgrund ihrer Beobachtungen erhobenen Daten sind für den Arzt, aber auch für die Mitarbeiter(innen) des gehobenen medizinisch-technischen Dienstes oft von großer Wichtigkeit, da daraus oft weitere diagnostische, aber auch therapeutische Erfordernisse abgeleitet werden können. In diesem Buch wird an anderer Stelle detailliert darauf eingegangen. Nirgendwo ist die intensive Kommunikation zwischen den Berufsgruppen so bedeutend wie an einer Apalliker Care Unit, da der Patient selbst als Informant und Schnittstellenträger zwischen und für die einzelnen Berufsgruppen nicht zur Verfügung steht, und das für lange Zeit.

Der Zeitrahmen des Diagnoseprozesses, der in der Regel von mehreren Tagen bis zu zwei oder drei Wochen beträgt, wird natürlich auch für die ersten Scorings verwendet, um den Ist-Zustand des Patienten klar und nachvollziehbar und vor allem auch messbar zu dokumentieren. Wir haben oben mehrere Skalen vorgestellt, die sich in der täglichen Praxis als wertvoll und praktikabel erwiesen haben. Alle diese Scoresysteme können in der Regel nur von den verschiedenen Berufsgruppen gemeinsam verwendet werden. Keine Berufsgruppe kann für sich allein alle Parameter abdecken.

Aus all den im Prozess der Diagnose angeführten Details lässt sich klar erkennen, dass die Beurteilung eines Wachkoma-Patienten nicht in wenigen Stunden erfolgen kann, da erst nach einer oft Tage, nicht selten aber auch Wochen andauernden und individuell höchst unterschiedlichen Adaptationszeit die tatsächlichen Potenziale und Ressourcen eines Patienten beurteilt werden können. Gibt man dem Patienten und dem betreuenden Team nicht diese Zeit, wird man an den Bedürfnissen und Fähigkeiten des Patienten, aber auch denen seiner Angehörigen vorbei betreuen.

Alle Maßnahmen im Bereich des Prozesses der Diagnose haben das Ziel, einen möglichst umfassenden und homogenen Informationsstand über den Patienten zu bekommen. Da sich der Patient nicht selbst artikulieren kann, ist dieser Schritt von entscheidender Bedeutung. Scheinbar kleine Veränderungen können im weiteren Verlauf wie in der weiteren Planung entscheidend werden.

Prozess der Therapie und der weiteren Betreuungsmaßnahmen

Um eine qualitativ hochwertige und nachvollziehbare Betreuung sicherzustellen, ist es notwendig, die einzelnen Therapieprozesse zu standardisieren, ohne aber auf die individuelle Anpassung an die Bedürfnisse des Patienten zu verzichten. Der Patient zeigt uns durch sein Verhalten und seine Reaktionen, was notwendig ist. Wir aber haben zu entscheiden, wie und wann wir es tun. Wir gehen davon aus, dass alle Maßnahmen, die bei Patienten mit apallischem Syndrom gesetzt werden, als Therapie zu betrachten sind. Das unterstreicht den therapeutischen Charakter jeglichen Tuns am Patienten und somit auch die hohe Verantwortung jedes Teammitgliedes.

Therapieplanung und Dokumentation der Maßnahmen der einzelnen Berufsgruppen wird entsprechend der entwickelten Standards in den dafür in der Regel vorhandenen Dokumentationsblättern durchgeführt. Für die Dokumentation des Verlaufes hat sich ein interdisziplinär geführtes Dokumentationsblatt bewährt, das von allen am Patienten tätigen Berufsgruppen verwendet wird. So wird eine hohe Transparenz der Information sichergestellt.

Es ist nun Aufgabe jeder Wachkomastation, bewährte Standards zu übernehmen oder entsprechend zu adaptieren oder neu zu formulieren. Hauptgruppen sind allgemeine Therapiemaßnahmen (Ernährung, Kontrakturprophylaxe, Dekubitusprophylaxe, Pneumonieprophylaxe, Thromboseprophylaxe, Obstipationsprophylaxe etc.), spezielle Therapiemaßnahmen (Tracheostoma-Management, PEG-Management, Management der suprapubischen Harnableitung, regelmäßige Vitalwertkontrolle, Maßnahmen bei Fieber, Unruhe, starkem Schwitzen und vermehrtem Speichelfluss etc.) und Maßnahmen im Rahmen der verschiedensten angewandten Pflegekonzepte (Basale Stimulation, Affolter, Kinästhetik, reaktivierende Pflege, Lagerung und Handling nach Bobath etc.). All diese Konzepte sind in der Literatur ausführlich beschrieben, ebenso ihre Wirksamkeit und die Sinnhaftigkeit der Anwendung bei Wachkoma-Patienten. Man wird aber mit einem einzigen Konzept nicht das Auslangen finden, und die Zusammenführung der verschiedensten Methoden stellt eine einzigartige Herausforderung, aber auch Motivation dar. Weiters ist es auch notwendig, Standards im Bereich der Physiotherapie, Ergotherapie und Logopädie zu beschreiben, um Handlungsabläufe nachvollziehbar und für alle Teammitglieder verständlich zu machen. Als Beispiel sei nur der Begriff Mobilisation angeführt, der von den verschiedenen Berufsgruppen höchst unterschiedlich interpretiert werden kann.

Bezüglich der Standards im pflegerischen, ärztlichen wie therapeutischen Bereich sei auf die umfangreiche Literatur verwiesen. Alleine eine Aufzählung würde den Rahmen dieses Buches sprengen.

All diese Maßnahmen erfordern natürlich auch ein strukturiertes Aus- und Weiterbildungsprogramm für das Team. All das muss bedacht und berücksichtigt werden, hat man die Absicht, eine Station für die Langzeitbetreuung von Patienten mit apallischem Syndrom zu etablieren. Die Vielfalt der therapeutischen Maßnahmen unterstreicht die unglaubliche Komplexität und den beträchtlichen Aufwand in der Betreuung dieser Patientengruppe im Rahmen eines 24-Stunden-Managements.

Tagesablauf – Förderpläne

Eingebettet und gleichsam zeitlich strukturiert werden diese Maßnahmen in einem Tagesablauf, der sich an den Bedürfnissen des Patienten orientiert. Der Patient ist es, der die Aktivitäten des Tagesablaufes bestimmt – die Organisation ist darauf auszurichten. Im Rahmen der Bezugspflege wird für den einzelnen Patienten darüber hinaus ein individuelles Förderprogramm erstellt. Grundlagen sind wie erwähnt Daten aus der Fremd- und Eigenanamnese, Beobachtungen des Teams, der bisherige klinische Verlauf, individuelle Fähigkeiten des Patienten, Inputs vonseiten der Angehörigen und Befundergebnisse. Die Handlungen basieren auf den angewandten Pflegekonzepten, Therapieoptionen, den vorhandenen Ressourcen des Teams und der Angehörigen sowie den gesteckten Zielen.

Der Förderplan ist eingebettet im patientenorientierten Tagesablauf. Die mehrfach erwähnten Scoringsysteme sind die Grundlage für eine nachvollziehbare sinnvolle Evaluation und deren Veränderung im zeitlichen Ablauf. Sie sind regelmäßig durchzuführen. Natürlich wird man auch eine klare Besprechungs- und Informationsstruktur entwickeln: tägliche regelmäßige Informationsübergaben zwischen Arzt, Pflegepersonen und Therapeuten zur Besprechung und Koordination des Tagesablaufes; interdisziplinäre Teambesprechungen zumindest einmal monatlich dienen dazu, anhand der erhobenen Scores und der gemeinsamen Dokumentation den Ist-Zustand jedes Patienten gemeinsam zu definieren und weitere Ziele, aber auch Nicht-Ziele bis zur nächsten Sitzung schriftlich zu vereinbaren und die entsprechenden Maßnahmen zu koordinieren und festzulegen.

Medizinische Standards

Wie bei keiner anderen Patientengruppe bestimmt das rasche und konsequente Reagieren auf Komplikationen und ihre effiziente Behandlung das weitere Schicksal. Es müssen daher die häufigsten Komplikationen wie Fieber unklarer Genese, Pneumonie, Aspirationspneumonie, Harnwegsinfekte, Anfallsgeschehen jeder Art, motorische Bewegungs- und Tonusanomalien, psychomotorische Unruhezustände, extrapyramidale Symptome, Dekubitalulcera und Anwendung von Antidekubitussystemen, vegetative Krisen, Kontrakturen und Gelenksveränderungen, Schienenversorgung und vieles mehr beschrieben und entsprechende Richtlinien festgelegt werden, angepasst an den aktuellen medizinischen Kenntnisstand. Diese Forderung unterstreicht auch die Notwendigkeit einer ärztlichen Präsenz, wie in den Strukturstandards beschrieben.

Bezüglich Standards im medizinischen Bereich sei ebenfalls auf die umfangreiche Literatur verwiesen. Gerade im sich kontinuierlich entwickelnden medizinisch-ärztlichen Bereich ist es notwendig, sich konsequent auf wenige, aber wichtige Standards zu beschränken, die in der Übersicht auch angeführt sind. Eine regelmäßige etwa 2-jährliche Überprüfung der Standards, entsprechend dem wissenschaftlichen Fortschritt, muss von Beginn an festgelegt werden.

Prozess der Angehörigenbegleitung

Nicht zuletzt muss auch für die Angehörigen eine entsprechende Struktur vorhanden sein. Sie sind, wie mehrfach erwähnt, extremen psychischen, physischen, aber auch finanziellen Belastungen ausgesetzt. Die Begleitung der Angehörigen ist daher unsere Pflicht. Ziele sind die Begleitung, Entlastung und Beratung, aber auch die Integration. Das geschieht durch die Miteinbeziehung von der ersten Stunde des Aufenthaltes an. Vom Erstgespräch über regelmäßige Entlastungsgespräche in den fixen Sprechstunden, die freiwillige Integration in den Tagesablauf, die Mithilfe bei Pflegehandlungen und Freizeitgestaltung, die Unterstützung bei Wochenend-Heimaufenthalten, den gemeinsamen Ausflügen mit den Patienten und den regelmäßigen etwa monatlichen Angehörigentreffen mit theoretischen und praktischen Informationen bis zur Mitarbeit in eventuell vorhandenen Selbsthilfegruppen reicht das umfangreiche Spektrum.

Im Anhang haben wir die an der Apalliker Care Unit an der Neurologischen Abteilung im Geriatriezentrum am Wienerwald erarbeiteten Primär- und Sekundärprozesse aufgegliedert.

Sie mögen als Hilfestellung für die eigene Erarbeitung dienen.

Der Aufbau und die konsequente Arbeit an einer Station für die Langzeitbetreuung von Patienten mit apallischem Syndrom ist eine mühevolle, aber sehr lohnende Aufgabe. Das alles wird aber nur dann gelingen, wenn man davon überzeugt ist, schwerstbehinderte und schwerstkranke Menschen zu betreuen, und davon überzeugt ist, dass Lebensqualität auch in dieser wohl extremsten Form des Lebens möglich gemacht werden kann.

Pflegemodell und
angewandte Pflegekonzepte

Einleitung

Patienten mit apallischem Syndrom sind schwerst mehrfachbehindert und dadurch massivst in ihrer Wahrnehmung beeinträchtigt. Daraus ergibt sich auch eine extrem hohe Pflegeabhängigkeit. Das heißt, dass diese Patienten vollständig auf die Hilfe und Unterstützung anderer angewiesen sind.

Sie können ihre Umwelt nicht richtig wahrnehmen, können sich nicht adäquat ausdrücken und oft sind sie auch nicht in der Lage, in einer für uns verständlichen Form mit der Umwelt in Kontakt zu treten. Gegenstände können von ihnen nicht benannt und entsprechend zugeordnet werden, und sie können ihre Emotionen nicht verbalisieren.

Wir Pflegenden fragen uns häufig, wie sich die Wachkoma-Patienten fühlen? Es ist uns nur möglich zu erahnen, ob sie Schmerzen haben, Juckreiz verspüren etc. Wir wissen auch nicht, was sie empfinden, wenn sie bewegt werden? Wissen die Patienten, wo oben und wo unten ist, wo sich ihr Körper befindet, oder fühlen sie sich durch die vielen Stimmen und Geräusche im Stationsalltag bedroht? Wenn die Atemfrequenz steigt, der Speichelfluss sich erhöht, fragen wir uns, wie viel Angst, Unsicherheit oder einfach Nichtverstehen, was passiert, stecken hier dahinter?

Für uns Pflegepersonen bedeutet dies nicht nur, Geduld und Einfühlungsvermögen für Patienten mit apallischem Syndrom aufzubringen, sondern wir sind aufgefordert, die herkömmlichen Betreuungsstrukturen zu hinterfragen und ein entsprechendes Pflegetherapiekonzept auszuarbeiten, um den Bedürfnissen dieser Patientengruppe gerecht zu werden.

Wir sind zu der Erkenntnis gekommen, dass das Bedürfnismodell von Dorothea Orem in der Langzeitbetreuung von Patienten mit apallischem Syndrom für uns richtungsweisend ist. Ihre Selbstpflegetheorie ist auch für Ärzte, Physiotherapeuten, Ergotherapeuten, Logopäden und andere im Gesundheitswesen Tätige anwendbar. Diese sind während ihrer Betreuungsaufgaben ebenso an der Selbstpflege oder an Handlungen der Selbstpflege beteiligt.

Die Selbstfürsorge- oder Selbstpflege-Defizit-Theorie der Krankenpflege von Dorothea Orem

D. Orem wurde in Baltimore geboren und absolvierte die Krankenpflegeschule in Washington D.C. Sie arbeitete unter anderem an einem Projekt zur Verbesserung der praktischen Pflegeausbildung. Der Ausgangspunkt ihres Denkens verschiebt sich von einem traditionell passiven Patienten als Empfänger der Pflege zu einer aktiv handelnden Person, die grundsätzlich für sich selbst sorgt.

Im Mittelpunkt steht die Selbstfürsorge-Defizit-Theorie der Pflege (self care deficit theory of nursing). Sie setzt sich zusammen aus drei aufeinander bezogenen theoretischen Ansätzen:

- die Theorie der Selbstfürsorge (self care), die das selbstständige Handeln der Individuen zur Erhaltung ihrer Gesundheit beschreibt;
- die Theorie des Selbstfürsorge-Defizits (self care deficit), die beschreibt, aufgrund welcher Zustände Menschen mittels Pflege geholfen werden kann;
- die Theorie der Pflegesysteme (nursing systems), die beschreibt, welche Beziehungen zwischen Pflegenden und Patienten aufgebaut werden können, damit Pflege wirksam ist.

Selbstfürsorge

Selbstfürsorge ist eine zielgerichtete, erlernte Handlung. Sie wird von Individuen durchgeführt und dient ihnen selbst oder ihrer Umgebung, um Leben zu erhalten, integrierte Funktionen unter stabiler oder sich verändernder Umgebung zu erhalten oder wieder herzustellen und einen Zustand des Wohlergehens zu erreichen. Selbst- und Abhängigen-Fürsorge wird in Bezug auf drei Arten von Selbstfürsorge-Erfordernissen (self-care requisites) durchgeführt, die zur Erhaltung von Leben, Gesundheit und Wohlergehen notwendig sind:

allgemeine Selbstfürsorge-Erfordernisse;
entwicklungsbedingte Selbstfürsorge-Erfordernisse;
gesundheitsstörungsbedingte Selbstfürsorge-Erfordernisse.

Allgemeine Selbstfürsorge-Erfordernisse sind allen Menschen gemeinsam. Sie umfassen

- ausreichende Zufuhr von Luft, Wasser und Nahrung;
- Pflege im Zusammenhang mit den Ausscheidungsprozessen;
- Gleichgewicht zwischen Aktivität und Ruhe;

- Gleichgewicht zwischen Alleinsein und sozialer Interaktion;
- Abwendung von Gefahren für Leben, menschliche Funktionsfähigkeit und menschliches Wohlbefinden;
- Förderung der menschlichen Funktionsfähigkeit und Entwicklung innerhalb sozialer Gruppen in Einklang mit den menschlichen Fähigkeiten und dem Wunsch nach Normalität.

Entwicklungsbedingte Selbstfürsorge-Erfordernisse dienen der Förderung der Entwicklung des Menschen zu Reife und höheren Stufen der Organisation der Lernprozesse. Diese lassen sich in zwei große Gruppen teilen:
von einem spezifischen Entwicklungsstadium bedingte Erfordernisse;
von äußeren Umständen bestimmte Erfordernisse.
Bestimmte Stadien treten allgemein in der Entwicklung des Menschen auf.
In jeder Entwicklungsphase müssen diejenigen Aspekte der Pflege, die zum Erhalt des Lebens notwendig sind und speziell der Entwicklungsförderung in der jeweiligen Phase dienen, besondere Beobachtung finden.
Solche besonderen Entwicklungsstadien sind

- die intrauterine Lebensphase und Geburt;
- die neonatale Lebensphase;
- das Säuglingsalter;
- die Entwicklungsstadien der Kindheit, Jugend und des frühen Erwachsenenalters;
- die Entwicklungsstadien des Erwachsenenalters;
- die Schwangerschaft (ob in der Jugend oder im Erwachsenenalter).

In jedem dieser Entwicklungsstadien müssen – das macht Orem deutlich – die universellen Selbstpflegeerfordernisse ebenso beachtet werden wie die spezifischen, die sich aus dem jeweiligen Entwicklungsstand ergeben. Ein Beispiel wäre das Neugeborene, das zu seiner Temperaturregulation Unterstützung benötigt.
Aus besonderen äußeren Bedingungen, die einen negativen Einfluss auf die menschliche Entwicklung haben können, ergibt sich die andere Gruppe von Selbstpflegeerfordernissen.
Ein Teilbereich dieser Selbstpflege soll verhindern, dass für die Entwicklung potenziell gefährliche Bedingungen sich nachteilig auswirken. Ein Beispiel wäre die Bereitstellung angemessener Ernährung und Ruhe für Patienten mit apallischem Syndrom.
Der andere Teilbereich bezieht sich auf die Pflege, die bereits bestehende oder potenzielle schädliche Auswirkungen abschwächen und beseitigen soll, die von besonderen Umständen oder Lebensereignissen wie den Folgenden ausgehen:

- mangelhafte Ausbildungsbedingungen;
- soziale Anpassungsschwierigkeiten;

- Verlust nahe stehender Menschen;
- Verlust von Besitz, Arbeit oder gewohnter Umgebung;
- Behinderungen, Krankheit oder bevorstehender Tod.

Eine oder eine Kombination dieser Bedingungen kann die Anforderungen an die Selbstpflegekompetenz erhöhen.

Gesundheitsstörungsbedingte Selbstfürsorge-Erfordernisse wirken den Folgen von Krankheit oder Verletzung entgegen. Zu ihnen gehören
- Bemühen um medizinische Unterstützung prophylaktisch und im Krankheitsfall;
- Wissen über den Verlauf von Krankheiten und ihre Einflüsse auf die Entwicklung und Maßnahmen gegen diese;
- effektive Durchführung von medizinisch verordneten Maßnahmen;
- Anpassung des Selbstbildes an den aktuellen Gesundheitszustand und Fähigkeit, mit bleibender Behinderung zu leben.

Selbstfürsorge-Defizit

Die Selbstfürsorge-Erfordernisse wandeln sich im Laufe des Lebenszyklus. Die jeweils benötigte Auswahl an Erfordernissen wird als therapeutischer Selbstfürsorge-Bedarf (self-care demand) bezeichnet. Die Fähigkeit des Menschen, diesem Bedarf gerecht zu werden, wird Selbstfürsorge-Vermögen (self-care agency) genannt. Sie ist die Kraft eines Menschen, die Planung und Durchführungen der für die Selbstfürsorge wesentlichen Handlungen auszuführen.

Ist *das Selbstfürsorge-Vermögen geringer als der therapeutische Selbstfürsorge-Bedarf,* dann besteht ein *Selbstfürsorge-Defizit.*

Das Selbstfürsorge-Defizit bestimmt, wann und in welchem Ausmaß professionelle Pflege notwendig wird.

Pflegesysteme

In Pflegesystemen ist das Pflege-Vermögen für die Ausübung beruflicher Pflege erforderlich. Dieses Vermögen ist die Fähigkeit, individuellen Personen oder Personengruppen mit Pflegemaßnahmen zu helfen, um Selbstfürsorge-Defizite zu kompensieren oder überwinden zu können. Es gibt drei Arten von Pflegesystemen:

das völlig kompensatorische Pflegesystem
das teilweise kompensatorische Pflegesystem
das unterstützend-erzieherische Pflegesystem

Das völlig kompensatorische Pflegesystem wird dann gewählt, wenn der Patient überhaupt keine Selbstfürsorgemaßnahmen durchführen kann oder soll. Beispiel: Wachkoma-Patient

Das teilweise kompensatorische Pflegesystem wird verwendet, wenn der Patient einige, aber nicht alle Selbstfürsorgemaßnahmen durchführen kann. Beispiel: Der Patient kann zwar alle allgemeinen Selbstfürsorge-Erfordernisse wie Essen und Ankleiden, aber nicht die gesundheitsstörungsbedingten Selbstfürsorge-Erfordernisse, z. B. Gehübungen, durchführen.

Das unterstützend-erzieherische Pflegesystem wird angewendet, wenn der Patient alle Maßnahmen der Selbstfürsorge durchführen kann und soll, darin jedoch noch Unterstützung braucht, z. B. eine Diätberatung bei vorliegendem Diabetes.

Welches Pflegesystem angewandt wird, entscheidet sich, nach dem Ausmaß des Selbstfürsorge-Defizits und nach der Antwort auf die Frage, wer die entsprechenden Selbstfürsorge-Handlungen ausführen kann.

Bei jedem Pflegesystem werden die angemessenen Methoden der Hilfe angewandt. Diese sind

– Handeln für den Patienten;
– Anleiten des Patienten;
– körperliche und/oder seelische Unterstützung des Patienten;
– Schaffen einer Umgebung, die der persönlichen Entwicklung förderlich ist;
– Unterrichten des Patienten.

Definition der Pflege

Orems Definitionen von Pflege zeigen eine kontinuierliche Entwicklung ihres Denkens durch die Jahrzehnte. Die Formulierung von 1956 lautete:
– Pflegende stellen als Pflegepraktiker einzelnen Personen spezialisierte Hilfe zur Verfügung.
– Diese Personen haben derartige Einschränkungen, dass mehr als die übliche Hilfe der Familie oder von Freunden nötig ist.

Diese Formulierung hat Orem 1985 weiterentwickelt:
Personen mit einem legitimen Bedarf an Pflege zeichnen sich aus durch
  – einen Bedarf für unterschiedliche Arten und Mengen an Selbstfürsorge;
  – durch gesundheitsbedingte Einschränkungen der kontinuierlichen Erzeugung der Art und der Menge der benötigten Fürsorge.
– Pflegende üben ihr Können durch verschiedene Methoden der Hilfe aus: sie handeln anstelle der gepflegten Person, sie helfen ihr, sich selbst zu helfen.

Menschenbild

Orem sieht den Menschen als ein vollständiges, funktionstüchtiges Ganzes mit einer starken Eigenmotivation, für sich selbst zu sorgen. Jeder Mensch hält mit seinen Handlungen eine Balance aufrecht zwischen Anforderungen, die an seine Selbstfürsorge gestellt werden, und seinen Fähigkeiten, diesen Anforderungen gerecht zu werden.

Orem legt dabei den Schwerpunkt auf die Erhaltung des Gleichgewichtes, sie richtet ihr Augenmerk auf die Handlungen, die der gesunde Mensch, aber auch der kranke Mensch vollziehen kann, um die Balance zu erhalten. Sie beschreibt zehn Leistungskomponenten, die ein Mensch braucht, um gesund zu bleiben (Selbstpflegefähigkeiten):

- die Fähigkeit, aufmerksam zu bleiben;
- die Fähigkeit, die Lage und die Haltung des eigenen Körpers wahrzunehmen und zu steuern;
- die Fähigkeit, die eigene Motivation und den Antrieb aufrechtzuerhalten;
- die Fähigkeit, vernünftig zu sein und erwachsen zu reagieren;
- die Fähigkeit, Entscheidungen zu treffen;
- die Fähigkeit, Wissen zu erwerben und anzuwenden;
- die Fähigkeit, die geeigneten Selbstpflegehandlungen zum Erreichen eines Zieles auszuwählen;
- die Fähigkeit, die Selbstpflegehandlungen durchzuführen und in das tägliche Leben zu integrieren;
- die Fähigkeit, die eigenen Reserven für die erforderlichen Selbstpflegehandlungen einzuteilen;
- die Fähigkeit, die Selbstpflege geschickt durchzuführen.

Das bedeutet, dass Menschen, die ihre Selbstpflege selbst bewältigen, in der Lage sind

- grundlegende physische, psychische und soziale Lebensprozesse zu erhalten;
- menschliche Strukturen und Funktionen aufrechtzuerhalten;
- ihr menschliches Potenzial vollständig zu entwickeln;
- Verletzungen und Krankheiten vorzubeugen;
- Krankheiten und ihre Folgen mit angemessener Unterstützung zu heilen oder zu regulieren.

Zusammenfassend lässt sich sagen, dass Selbstpflege in unserer Gesellschaft eine ganz alltägliche Erscheinung ist. Unter normalen Umständen erwartet man von einem Menschen, dass er für sich selbst sorgen kann. Gemeint ist damit, dass bestimmte persönliche Bedürfnisse, Wünsche und Sehnsüchte innerhalb gewisser Grenzen und Möglichkeiten befriedigt werden. Zumindest kann kaum jemand ein sinnvolles Leben führen, ohne auf die eine oder andere Art für sich selbst zu sorgen.

Nicht mehr für sich selbst sorgen zu können, bedeutet eine Abnahme der Lebensqualität. Wachkoma-Patienten können nicht für sich selbst sorgen, und dies hat Konsequenzen für (Schenk 1998)
- persönliche Freiheit;

– (Un-)Abhängigkeit;
– Privatsphäre.

Differenzielle Charakterisierung von Selbst-, Laien- und professioneller Pflege

Selbstpflege orientiert sich an dem allgemeinen Bedürfnis nach einer sinnvollen und gesunden Existenz. Nur wenn Bedürfnisse in einem bestimmten Umfang befriedigt werden, kann ein Zustand körperlichen, geistigen und sozialen Wohlbefindens erreicht werden.

Laienpflege orientiert sich primär an den Pflegebedürfnissen eines anderen Menschen. Laienpflege ist stets mit dem Gefühl herzlicher Zuneigung verbunden, unterscheidet sich von der professionellen Pflege dadurch, dass professionelle Pflegepersonen über spezielle Ausbildung und spezielles Fachwissen verfügen.

Professionelle Pflege erfolgt, wenn die erfahrene Einschränkung, Störung oder Behinderung zu groß ist, die Laienpflege nicht mehr ausreicht oder nicht kontinuierlich zur Verfügung steht, wegen unzureichender Hilfsmittel oder unzureichendem Fachwissen, wenn spezielle Pflegehandlungen durchgeführt werden müssen.

Menschen können nicht unabhängig voneinander leben, sie sind bei der Bewältigung der täglichen Aktivitäten immer wieder auf Zuwendung und Hilfe angewiesen.

Arbeitsorganisationsformen im Pflegesystem der Apalliker Care Unit

Grundsätzlich orientiert sich die Pflege an der Apalliker Care Unit an den Bedürfnissen der Wachkoma-Patienten. Nachdem die Rahmenbedingungen den Pflegealltag bestimmen, haben wir für deren Langzeitbetreuung eine Arbeitsorganisationsform mit einem ganzheitlichen Ansatz gewählt.

Prinzipiell unterscheiden wir zwei Hauptgruppen von Arbeitsorganisationsformen:

funktionell orientierte Arbeitsorganisationsformen
patientenorientierte Arbeitsorganisationsformen

In der funktionell orientierten Arbeitsorganisationsform, Funktionspflege (Hauptdienst, Beidienst usw.), wird die tägliche Pflegeintervention nach Tätigkeiten gegliedert und aufgeteilt. Jede Pflegeperson ist für alle Patienten auf der Station verantwortlich. Diese Arbeitsorganisationsform würde die Wachkoma-Patienten nur verunsichern, da sie es durch ihre massive Wahrnehmungsbeeinträchtigung nicht schaffen, sich auf viele Hände und Stimmen zu konzentrieren und einzustellen. Die Pflegepersonen könnten nicht mit ihnen in Beziehung treten, da es nicht möglich wäre, eine tragfähige Vertrauensbasis zu schaffen. Menschen im Wachkoma haben keine andere Möglichkeit, unangenehmen Situationen zu entkommen, als sich noch weiter in sich zurückzuziehen. Die vegetative Symptomatik würde in den Vordergrund treten und eine gezielte Förderung wäre nicht mehr möglich.

Zu den patientenorientierten Arbeitsorganisationsformen, mit einem ganzheitlichen Ansatz gehören

Zimmerpflege
Einzelpflege
Bezugspflege
Bereichspflege
Gruppenpflege

Die gewählte Arbeitsorganisationsform an der Apalliker Care Unit ist die *Bereichspflege mit Bezugspflegeaspekt.*

Bei einem Patienten-Personal-Schlüssel von 1:1 übernimmt in der Bereichspflege mit Bezugspflegeaspekt jede Pflegeperson einen Bezugspatienten, welchen sie vom Tag der Aufnahme bis zur Entlassung oder bis zum Tod begleitet. Für die Angehörigen und/oder Sachwalter des Patienten ist sie der Ansprechpartner. Jede Pflegeperson hat auch eine Vertretungsfunktion (Urlaub, Krankheit u. a.). Die Zuteilung und Übernahme zur Betreuung der Patienten obliegt den Pflegepersonen. So ist es auch möglich, für die jeweilige Pflegeperson in ihrer Dienstzeit den eigenen Bezugspatienten in der Gesamtheit seiner Bedürfnisse zu betreuen.

Je nach pflegerischer Qualifikation, Kompetenz und Anforderung koordiniert die Stationsführung die Einteilung vor der Dienstübergabe. Jede Pflegeperson ist während ihrer Dienstzeit für eine bestimmte Anzahl von Patienten verantwortlich.

Das Hauptziel ist es, mit den vorhandenen Ressourcen die Qualität der Patientenbetreuung zu verbessern. Dies geschieht durch eine effiziente Organisation des pflegetherapeutischen Arbeitsablaufes, welcher sich an den Bedürfnissen der Wachkoma-Patienten orientiert.

Die Anzahl der zu betreuenden Patienten ist auch abhängig von der Pflegeintensität, den geplanten Beschäftigungsaktivitäten, der Qualifikation der Pflegenden und den Personalressourcen. Nach Möglichkeit übernimmt die Pflegeperson über einen längeren Zeitraum dieselben Patienten, damit die Vertrauensbasis zwischen Patient und Pflegeperson verbessert werden kann. Der Wachkoma-Patient muss sich nicht ständig auf unbekannte Hände, fremde Stimmen etc. einstellen.

Die Arztvisite erfolgt möglichst im Beisein der für den Patienten verantwortlichen Pflegeperson, welche auch die Visite ausarbeitet. Die Pflegepersonen führen alle Pflegehandlungen und erforderlichen Maßnahmen zusammenhängend durch. Sie sind während ihrer Dienstzeit für die pflegerische Betreuung sowie für die nachvollziehbare Dokumentation im Pflegeprozess verantwortlich.

Es ist darauf zu achten, dass die Pflegehandlungen im Sinne des Leitbildes und die Tätigkeiten, welche im Berufsbild verankert sind, durchgeführt werden. Für Angehörige, Besucher, andere Berufsgruppen ist an einer Wandtafel ersichtlich, wer welche Patienten am jeweiligen Tag betreut.

Durch den ungleichen Ausbildungsstand der ACU-Mitarbeiter unserer Station in den Pflegekonzepten zur Wahrnehmungsförderung kam es zu großen Unsicherheiten in den täglichen Pflegehandlungen und in der Angehörigenintegration. Dementsprechend groß war auch die Unsicherheit der Mitarbeiter, Angehörige gezielt zu informieren und adäquat in den Tagesablauf einzubeziehen.

Das heißt, wir hatten kein einheitliches Betreuungsverständnis und keine kontinuierlich qualifizierte Betreuungsqualität. Einige Mitarbeiter hatten bereits eine Basisausbildung in Pflegekonzepten zur Wahrnehmungsförderung. Die fachspezifische Einarbeitung der noch ungeschulten Mitarbeiter erfolgte zu Beginn des Projektes durch die Kollegen mit Basisausbildung. Da in der Betreuung von Wachkoma-Patienten die Anforderungen an das Pflegepersonal nicht alltäglich sind, war es unerlässlich, alle Pflegepersonen in den erforderlichen Pflegekonzepten zu schulen.

Unser Ziel war es, die vorhandenen Problemfelder zu bearbeiten sowie die einzelnen Prozessschritte zur Implementierung der Pflegekonzepte innerhalb eines bestimmten Zeitrahmens festzulegen. In einem ersten Schritt begannen wir mit der Erhebung des Wissensstandes. In weiterer Folge ermittelten wir die Ansprechpartner und Wissensvermittler zu den jeweiligen Pflegekonzepten, um innerhalb des Teams das bereits vorhandene Wissen im Schneeballprinzip weiter zu vermitteln.

Als Arbeitsunterlagen sowie zur Evaluierung wurden entsprechende Checklisten von den Wissenstandsvermittlern geführt. Unterstützung erhielt das ACU-Team, indem die Kosten für die Affolter-Basisausbildung spontan der Dienstgeber, das Geriatriezentrum am Wienerwald, übernahm. Die Ausbildungskosten für Kinästhetik übernahm die Österreichische Wachkoma-Gesellschaft. Die Ausbildung des gesamten interdisziplinären Teams in Affolter und Kinästhetik erfolgte durch externe Trainer. Die praktische Umsetzung des neu erworbenen Wissens erfolgte sogleich im Stationsalltag.

Schon nach kurzer Zeit fachpraktischer Anwendung dieser nachstehend angeführten Konzepte wurden die Mitarbeiter sicherer in ihren Pflegehandlungen und in der Angehörigenintegration. Dies wiederum führte zu einer positiven Reaktion bei den Wachkoma-Patienten. Diese Reaktionen und Veränderungen werden in entsprechenden Scores regelmäßig schriftlich festgehalten und evaluiert.

Um eine kontinuierlich hohe Betreuungsqualität zu gewährleisten, finden in regelmäßigen Abständen Refresh-Stunden statt. In diesen gibt es keine Hierarchie, sondern jeder lernt von jedem, wir lernen miteinander und aneinander. Da das ACU-Team die Angehörigen als Ko-Therapeuten betrachtet, nehmen auch interessierte Angehörige an diesen Refresh-Stunden teil.

Angewandte Pflegekonzepte

Basale Stimulation®

Das Konzept der Basalen Stimulation geht davon aus, dass auch schwerst wahrnehmungsbeeinträchtigte Menschen in der Lage sind, etwas wahrzunehmen. Basale Stimulation will den Mangel an Eigenerfahrung, Eigenbewegung und Auseinandersetzung mit der Umwelt kompensieren. Sie ist ein Weg, Wachkoma-Patienten in ihrer eigenen Entwicklung Unterstützung zu geben.

1975 entwickelte der Sonderpädagoge und heilpädagogische Psychologe Prof. Dr. A. Fröhlich das Konzept der Basalen Stimulation zur Förderung geistig und körperlich behinderter Kinder. Unter dem Wort „basal" versteht man grundlegende Angebote für einen wahrnehmungsbeeinträchtigten Menschen. Dieses Konzept orientiert sich an den Entwicklungsstufen, die ein Mensch in seinem Werdeprozess durchläuft. Basale Stimulation greift auf die ersten Wahrnehmungserfahrungen zurück, die schon ein Kind im Mutterleib und auch später als Säugling oder Kleinkind erfährt. Das heißt, dass Wachkoma-Patienten keine Vorleistung erbringen müssen. Mit dem Wort „Stimulation" ist gemeint, dass ein bewusstseinsbeeinträchtigter Mensch für seine Entwicklung positive Anregung benötigt.

In den 80er Jahren hat die Krankenschwester und Diplompädagogin C. Bienstein gemeinsam mit Prof. Dr. Fröhlich dieses Konzept in die Erwachsenenpflege übertragen. Basale Stimulation ist eine Förderung der Sinneswahrnehmung. Mit der Integration und Anwendung dieses Konzeptes hat sich unser Pflegeverständnis grundlegend verändert. Aus den herkömmlichen Ganzkörperwaschungen, Vollbad, Einreibungen, die wir tagtäglich an den Wachkoma-Patienten durchführen, ist therapeutische Pflege entstanden. In unseren Pflegehandlungen steht nicht mehr die Hygiene im Vordergrund, sondern durch die zielgerichteten Handlungen, die wir Pflegenden jetzt setzen, steht die Förderung der Wachkoma-Patienten an oberster Stelle.

Durch dieses veränderte Pflegeverständnis können wir auch Reaktionen der Patienten beobachten, die selbst uns Pflegende immer wieder aufs Neue überraschen. Diese Pflege ist für den Wachkoma-Patienten ein Angebot, über dessen Annahme oder Ablehnung er selbst entscheidet. Wir wählen eine Kommunikationsform, die der Wachkoma-Patient wahrnehmen und verarbeiten kann. Das heißt, wir begeben uns auf die Ebene der Patienten und vermitteln ihnen dabei Kommunikation, die sich auf elementare Inhalte bezieht, wie die Gegenwart eines anderen, interessierten Menschen zu fühlen. Wir unterstützen sie, indem wir ihnen helfen, ihre Körpergrenzen zu erspüren, damit sie sich selbst erleben, um die Welt außerhalb ihres Körpers wahrnehmen zu können.

Gerade in der Pflege von Wachkoma-Patienten hat die nonverbale Kommunikation große Bedeutung. Die Pflegenden müssen die Signale der Patienten richtig verstehen und interpretieren. Aber hier stoßen wir immer wieder auch an die persönlichen Grenzen und die eigenen Wahrnehmungsfähigkeiten.

Die meisten Wachkoma-Patienten an der ACU befinden sich im Remissionsstadium 2 bis 3. Sie sind nicht in der Lage, verbal zu kommunizieren. Wir Pflegenden berühren die Patienten unzählige Male am Tag bei den Ganzkörperwaschungen, beim Lagewechsel, bei Einreibungen, beim Verbandwechsel. Im pflegerischen Alltag werden Berührungen daher häufig zur Routine. Es ist aber ganz wesentlich, über die Wirkung der Berührung auf Wachkoma-Patienten nachzudenken. Denn jede Berührung hat Signalwirkung und ist somit eine Information für den Patienten. Pflegende müssen über eine Art sprechende Hände verfügen (Bienstein und Fröhlich 1991, S. 37).

Berührungen haben unterschiedliche Qualitäten. Sie können klar, fest, hastig, oberflächlich, schmerzhaft, liebevoll, hart, unangenehm, behutsam sein. Berührungen lösen immer Gefühle aus. Durch sie können wir uns zärtlich, entspannt, beruhigt, angenommen, beachtet fühlen, aber auch verwirrt, verspannt, abgelehnt und auch weggestoßen fühlen. Wachkoma-Patienten, die in ihrer Wahrnehmungsfähigkeit extrem beeinträchtigt sind, müssen klar und eindeutig berührt werden, damit sie die Berührungen mit den verbundenen Gefühlen auch klar und eindeutig zuordnen können. Zu schnelle, flüchtige Berührungen verunsichern und verwirren die Patienten, und es kann damit die vegetative Symptomatik in Form von erhöhtem Speichelfluss, erhöhtem Muskeltonus, Hustenanfällen etc. in den Vordergrund treten.

Initialberührung

Ein Wachkoma-Patient nimmt seine Umgebung meist über das Gehör wahr. Er kann sich auf ein plötzliches Anfassen, unangenehme oder schmerzhafte Berührungen nicht vorbereiten, wenn er nie weiß, ob der gesprochene Satz ihm oder seinen Bettnachbarn oder dem Arbeitskollegen der Pflegeperson gilt. Dies bedeutet für den Patienten zusätzlichen Stress, weil er sich nie entspannen kann. Wenn der Wachkoma-Patient aber lernt, dass nur dann etwas an ihm oder mit ihm gemacht wird, wenn er vorher gezielt berührt wird, dann gewinnt er an Sicherheit und kann sich entspannen. Auch über die bevorstehende Berührung informieren wir die Patienten verbal.

Beim Abschluss einer Maßnahme führen wir die Initialberührung durch, um das Beenden zu signalisieren. Dies gibt dem Wachkoma-Patienten Sicherheit und Orientierung. Damit auch von anderen Berufsgruppen und Angehörigen die Initialberührung berücksichtigt wird, haben wir sie auf einem DIN-A4-Blatt, gut sichtbar, am Kopfende bei jedem Patientenbett angebracht. Die

Angehörigen informieren uns ebenso über die gewohnte Anrede ihres Kindes, Partners oder Elternteils. Diese Anredeform vermerken wir am selben Blatt.

Es fällt uns Pflegenden nicht immer leicht, einen Patienten mit „Du" und Vornamen anzusprechen. Einige unserer Wachkoma-Patienten haben so genannte Spitznamen, mit denen wir sie ansprechen. Ob diese von den Angehörigen gewünschte Anrede für die Patienten noch Gültigkeit hat und von den Patienten noch weiter gewünscht wird, merken wir an ihrer Reaktion.

Schultern, Arme, Hände sind z. B. als Bereiche für die Initialberührung geeignet. Hier wird mit festem, eindeutigem und gleichmäßig konstantem Händedruck zur Information über den Beginn einer Maßnahme und als Abschluss der Maßnahme berührt.

Die Pflegepersonen an der ACU sind bereit, mit jedem Wachkoma-Patienten eine individuelle Beziehung aufzubauen und zu erhalten und die geplanten Maßnahmen an die Bedürfnisse jedes Einzelnen anzupassen. Sie müssen eine hohe Wahrnehmungsfähigkeit entwickeln, damit sie die kleinsten Veränderungen, Fort- und auch Rückschritte bemerken.

Folgende Aspekte sind mitentscheidend über die Qualität der Berührung (Bienstein und Fröhlich 2003, S. 50):

– den Betroffenen allein berühren, nicht mit mehreren Personen gleichzeitig berühren;
– den Anfang und das Ende der Handlung signalisieren;
– die Konstanz in der Berührung erhalten;
– die Kontaktintensität aufbauen;
– einen Rhythmus in der Berührung entwickeln;
– Sicherheit durch die wahrnehmende Berührung entwickeln.

Ebenso müssen die Pflegenden erkennen, welches Angebot vom Wachkoma-Patient gebraucht und gefordert wird. Wir definieren die Patienten an der ACU nicht als Summe von Defiziten, sondern wir nehmen sie so an, wie sie sind, und holen sie dort ab, wo sie sich befinden.

Die Stufen der Wahrnehmungsentwicklung

Das vibratorische Erleben im Zusammenspiel mit unserer somatischen und vestibulären Wahrnehmung ist die Grundlage für unser Körper-Ich.

Somatische Wahrnehmung
Die somatische Wahrnehmung umfasst die Empfindung der Körperoberfläche und den ganzen körperlichen Bereich. Das Ziel für den Patienten ist es, ihm Informationen über sich und seinen Körper zu vermitteln, Grenzen und Abgrenzung erfahrbar zu machen, das Körperschema wieder herzustellen. Für Orientierung und Wohlbefinden zu sorgen, damit der Patient ein reales Körperschema entwickeln kann und sich als Ganzes wahrnimmt.

Angebote. Es gibt verschiedene Formen der Ganzkörperwaschung (GKW), z. B. belebende, beruhigende, bobathorientierte, entfaltende GKW. Je nach Bedürfnis der Patienten kombinieren wir einzelne Waschungen mit Affolter. Getrennt von der GKW ist es möglich, nach denselben Prinzipien der GKW eine Ganzkörpermassage durchzuführen. Von großer Bedeutung ist die Vermittlung der Körpererfahrung durch regelmäßige Lagewechsel nach individuellem Lagerungs- oder Bewegungsplan und den Wechsel von harten und weichen Lagerungshilfsmitteln. Die Patienten an der ACU tragen Privatkleidung. Durch das Tragen eigener, etwas weiterer Kleidung erhält der Wachkoma-Patient zusätzliche Informationen über seinen Körper. Damit sie auch ein Gefühl für die Schwere der Extremitäten bekommen, legen wir Beine oder Arme in ein Handtuch und bewegen dieses langsam horizontal und vertikal hin und her.

Pflegestandard: Beruhigende Ganzkörperwaschung

Problem
– Patient hat seinen Bezug zu seinem Körper, seinem Körperschema verloren.
– Patient ist unruhig, ängstlich, angespannt, weist erhöhte Atemfrequenz, erhöhten Muskeltonus oder Blutdruck auf.
– Patient ist nicht in der Lage, die Körperhygiene vollständig selbst zu übernehmen.

Ziel
– Beim Patienten entspannte, ruhige, regelmäßige Atmung erreichen.
– Der Muskeltonus soll reduziert werden.
– Körpergrenzen und Körperschema sollen bewusst gemacht werden, Körpererfahrung.
– Der Patient soll sich danach sauber und wohl fühlen.
– Es sollte ein Zugang zum Patienten gefunden und eine Beziehung aufgebaut werden.

Anzahl und Qualifikation der Pflegeperson:
– 1 speziell geschulte Person
– 1 Person als Assistenz und zur Sicherheit

Häufigkeit
– Abhängig vom Zustand des Patienten und der geplanten Angebote

Vorbereitung

Patient
– Pflegeperson stellt sich vor
– Durchführung der Initialberührung
– Den Patienten über das Angebot informieren

Umgebung
- Fenster schließen
- Raum soll angenehm temperiert sein
- Zugluft vermeiden
- Unnötige Geräuschquellen ausschalten
- Bett in Arbeitsstellung bringen
- Wassertemperatur liegt zwischen 37 und 40 °C

Material
- 2 Waschlappen
- Seife, Zusätze lt. Biografie oder lt. Arztanordnung
- Frische Kleidung oder frisches Nachthemd

Persönlich
- Hygienische Händedesinfektion

Durchführung
- Die Durchführung sollte immer langsam geschehen, so kontinuierlich wie möglich Körperkontakt zum Patienten halten. Es soll immer nur eine Person zur gleichen Zeit am Patienten arbeiten. Patienten beruhigen (so wenig wie möglich sprechen, damit sich der Patient konzentrieren kann).
- Patienten die Hand in das Wasser eintauchen.
- Betreuungsperson wäscht den Patienten in Haarwuchsrichtung beidhändig mit je einem Waschlappen (auch abtrocknen in Haarwuchsrichtung mit deutlich spürbarem Druck).
- Mit feuchtem Waschlappen zuerst den Oberkörper, dann Arme und Beine waschen und abtrocknen.
- Besonders beruhigend wirkt ein warmes Hand- oder Fußbad.
- Genitalpflege kann auch vor der beruhigenden GKW durchgeführt werden, im Zuge der üblichen Pflege (situations- und patientenabhängig).
- Patienten auf die Seite drehen und Rücken, eventuell Gesäß waschen und abtrocknen. Hautpflege mit handelsüblichen Pflegeartikeln oder Lotion gemäß Biografie.
- Waschutensilien entsorgen.

Dokumentation
Auf physische, psychische und emotionale Reaktion des Patienten, Besonderheiten und Komplikationen achten und mit Beispielen schriftlich im Patientenakt festhalten.

Zur besonderen Beachtung
Die Reihenfolge der GKW sollte nur als Vorschlag dienen. Wichtig ist die Art und Weise der Durchführung und nicht die Reihenfolge. Diese bestimmt oft der Patient selbst. Es soll niemals im Gesicht begonnen werden.

Pflegestandard: Beruhigendes Bad

Problem
- Der Patient hat Bezug zu seinem Körper, seinem Körperschema verloren.
- Patient ist unruhig, ängstlich, angespannt, weist erhöhte Atemfrequenz, erhöhten Muskeltonus oder Blutdruck auf.
- Patient ist nicht in der Lage, die Körperhygiene vollständig selbst zu übernehmen.

Ziel
- Beim Patienten entspannte, ruhige, regelmäßige Atmung zu erreichen.
- Der Muskeltonus soll reduziert werden.
- Körpergrenzen und Körperschema sollen bewusst gemacht werden, Körpererfahrung.
- Der Patient soll sich danach sauber und wohl fühlen.
- Es soll ein Zugang zum Patienten gefunden und eine Beziehung aufgebaut werden.

Anzahl und Qualifikation der Pflegepersonen
- 1 speziell geschulte Person
- 1 Person als Assistenz und zur Sicherheit

Häufigkeit
- Mindestens alle 14 Tage, im Idealfall 1× wöchentlich

Vorbereitung

Patient
- Pflegeperson stellt sich vor
- Durchführung der Initialberührung
- Den Patienten über das Angebot informieren

Umgebung
- Fenster schließen
- Raum soll angenehm temperiert sein
- Zugluft vermeiden
- Unnötige Geräuschquellen ausschalten
- Beruhigende Musik gemäß Biografie und Dokumentation
- Beruhigende Düfte z. B. Lavendelöl, Kokosöl oder gemäß Biografie
- Wassertemperatur liegt zwischen 37 und 40 °C

Material
- 2 Waschlappen, Badetuch
- Seife, Zusätze, Shampoo gemäß Biografie oder Arztanordnung
- Nagelschere, eventuell Rasierutensilien
- Wattestäbchen
- Frische Kleidung und Wäsche

Persönlich
- Hygienische Händedesinfektion

Durchführung
- Patienten beruhigen.
- Transfer vom Bett auf Badekran.
- Patienten auf Badekran sichern, anschließend Gewichtskontrolle.
- Patienten in gute Stimmung bringen mit Musik und Duftlampe.
- Den Körper 5 Minuten mit Wasser umspülen, danach erst die Reinigung des Körpers nach dem Prinzip der beruhigenden GKW.
- Haarpflege, Rasur, Nasen-, Ohren-, Nagelpflege durchführen.
- Patienten abduschen.
- Patienten abtrocknen und zudecken, eventuell Haare fönen.
- Transfer vom Badekran ins Bett.
- Rücken und Gesäß abtrocknen.
- Atemstimulierende Einreibung, Hautpflege mit handelsüblichen Pflegeartikeln oder Lotion gemäß Biografie, eventuell lokale Therapie gemäß Arztanordnung.
- Patienten anziehen.
- Badekran, Badewanne reinigen und desinfizieren, Badeutensilien entsorgen.

Dokumentation
Auf physische, psychische und emotionale Reaktion des Patienten, Besonderheiten und Komplikationen achten und mit Beispielen schriftlich im Patientenakt festhalten.

Vestibuläre Wahrnehmung
Die vestibuläre Wahrnehmung dient der Gleichgewichtssteuerung und orientiert den Wachkoma-Patienten über Position und Lageveränderung im Raum.
    Angebote. Wenn der Patient sich z. B. bei der GKW in Seitenlage befindet, ihn mit langsamen und gleichmäßigen Schaukelbewegungen wiegen, damit es zu keiner Überstimulierung und nicht zu Schwindel kommt. Bei Vor- und Rückwärtsbewegungen auf einer Schaukelkurve ist auf eine Erhöhung des Muskeltonus zu achten, durch die veränderte Situation der Schwerkraft ist aber in vielen Fällen eine erhöhte Aufmerksamkeit zu beobachten. Zum Schaukeln ist auch ein Hebelifter geeignet. Eine weitere Möglichkeit besteht darin, sich hinter den Patienten ins Bett zu setzen und ihn sanft zu schaukeln. Für alle Aktivitäten soll der Wachkoma-Patient nach Möglichkeit eine Sitzposition einnehmen.

Vibratorische Wahrnehmung
Die vibratorische Wahrnehmung gibt dem Wachkoma-Patienten Informationen über die Körpertiefe – Knochen leiten Vibrationen.

Angebote. Damit die Patienten spüren, wo sie aufliegen, halten wir einen Massagestab auf die Matratze (Kopfbereich aussparen). Setzt man den Massagestab an den Rippen an, spüren sie, wie sie atmen. Es besteht auch die Möglichkeit, anstelle des Massagestabes eine elektrische Zahnbürste oder einen elektrischen Rasierapparat zu verwenden. Da Vibrationen auch über Körperkontakt übertragen werden, sitzen wir im Bett (wenn möglich sollten dies Angehörige tun) hinter dem Patienten und sprechen. Eine weitere Möglichkeit besteht darin, dass die Pflegekraft (Angehörige) ihre Hände auf den Brustkorb des Patienten legt und dabei spricht oder singt, damit werden die Vibrationen über die Hände zum Brustkorb abgeleitet.

Aufbauelemente über die Förderung der somatischen, vestibulären und vibratorischen Wahrnehmungen hinaus sind die orale, die olfaktorische, die auditive, die taktil-haptische und die visuelle Wahrnehmung.

Orale Wahrnehmung
Die orale Wahrnehmung umfasst Empfindungen im Mundbereich. Die gustative Wahrnehmung umfasst die Empfindungen und Informationen über den Geschmack.

Angebote. Bei der Mundhygiene bringen wir die Wachkoma-Patienten in eine Sitzposition. Das heißt, „Oberkörper hoch", wenn sie sich noch im Bett befinden. Je nach Biografie bieten wir den Patienten Kaffee, Suppe, Bier, Sekt, Saft, Pikantes wie Saft von Essiggurken an. Wir haben die Erfahrung gemacht, dass bei einigen Wachkoma-Patienten mit einer Zahnpaste oder einem Mundwasser aus der Apotheke keine Mundhygiene möglich ist, da die Patienten sofort den Muskeltonus erhöhen und den Mund zupressen. Führen wir die Mundhygiene aber mit dem Lieblingsgetränk durch, öffnen sie den Mund und das Zähneputzen wird leicht möglich. Bevor wir aber den Wachkoma-Patienten langsam an die Mundhygiene heranführen, lassen wir ihn erst einmal riechen (nicht länger als 15 Sekunden). Danach lassen wir den Patienten langsam das Lieblingsgetränk schmecken. Auch die Mundhygiene verbinden wir mit Affolter. Das heißt, die Pflegekraft sitzt hinter oder neben dem Wachkoma-Patienten und „führt" mit ihm die Bewegung aus. Damit der Patient Geschmack wahrnehmen kann, geben wir Nahrungsmittel, z. B. eine Orangenspalte, in einen Schlauchverband, legen diesen in die Wangentasche und halten den Schlauchverband von außen fest.

Olfaktorische Wahrnehmung
Die olfaktorische Wahrnehmung umfasst die Empfindungen und Informationen über den Geruch. Bevor man Nahrung in den Mund einbringt, sollte man immer mit der Geruchsstimulierung beginnen. Es ist zu beobachten, dass Kinder, aber auch Erwachsene oft vor der Nahrungsaufnahme am Essen riechen. Geruch verbindet man mit angenehm oder unangenehm. Er ist ein wesentli-

cher Erinnerungsauslöser, und man assoziiert mit Geruch Jahreszeiten. Orangenduft oder Zimt z. B. verbindet man mit Weihnachten. Hier sind uns die Angehörigen eine große Hilfe, da sie meist die Lieblingsdüfte und die vertrauten Waschzusätze ihrer Lieben kennen und sie regelmäßig mitbringen. Ein vertrauter Geruch vermittelt den Wachkoma-Patienten ein Stück Geborgenheit und Sicherheit.

Auditive Wahrnehmung

Die auditive Wahrnehmung bedeutet das Hören von Geräuschen und Warnsystemen. Damit der Wachkoma-Patient differenziert wahrnehmen, auditiv wahrnehmen kann, leiten wir Pflegehandlungen, wie schon erwähnt, immer erst mit verbaler Ansprache und Initialberührung ein. Schon beim Aufnahmegespräch mit den Angehörigen erhalten wir Informationen über die Lieblingsmusik und die Stimmen und Geräusche, die der Patient mag oder gänzlich ablehnt. Wenn die Geräuschkulisse zu groß wird, beobachten wir, dass die Patienten mit einer Erhöhung des Muskeltonus, Hustenanfällen, Zunahme des Speichelflusses reagieren. Außerdem ist darauf zu achten, dass nicht ständig die gleiche und/oder ununterbrochen Musik spielt.

Da sich die Patienten an der ACU in Mehrbettzimmern befinden, ist besonders bei Pflegehandlungen darauf zu achten, dass kein Fernseher oder Radio eingeschaltet ist. Dies würde den Wachkoma-Patienten enorm irritieren und ihm gleichzeitig Spürinformation nehmen, da er durch die Wahrnehmungsbeeinträchtigung nicht in der Lage ist, sich auf mehrere Dinge gleichzeitig zu konzentrieren. Nach einem Musik- oder Fernsehangebot ist auf eine gezielte Ruhephase zu achten. Die Dauer des Angebotes orientiert sich an der Belastbarkeit des Wachkoma-Patienten. Auch hier sind uns die Angehörigen eine große Hilfe, da sie Lieblingsmusik ihrer Lieben mitbringen. Da die Patienten die Kopfhörer nicht selbst abnehmen können und auch nicht in der Lage sind, ihren Kopf selbst abzuwenden, setzen wir ihnen die Kopfhörer nicht auf, sondern geben sie in Ohrnähe. Erhält ein Patient Kopfhörer aufgesetzt, dann nur in Anwesenheit einer Pflegeperson oder eines Angehörigen, um Negativstimulationen zu vermeiden.

Taktil-haptische Wahrnehmung

Die taktil-haptische Wahrnehmung (Tastsinn betreffend) geschieht durch Greifen, Tasten, Spüren und Identifizieren. Die meisten unserer Wachkoma-Patienten können sich nicht selbst bewegen und haben ausgeprägte Kontrakturen. Da die Patienten ihre Umgebung nicht selbst ertasten und erspüren können, tun wir Pflegende dies für sie, indem wir die Bewegungen mit ihnen gemeinsam ausführen (Affolter). Bei einer GKW z. B. führen wir die Hände des Betroffenen über sein eigenes Gesicht und seinen Körper. Der Patient ist für sich selbst das geeignetste Tastobjekt. Durch das Führen der Hände der Wachkoma-Patienten über verschiedene Materialien (Bettwäsche, Seife, Knöpfe,

Zellstoff, Rollstuhl usw.) bekommen sie unterschiedliche Informationen über die verschiedenen Oberflächenstrukturen. Das heißt, dass wir Pflegenden versuchen, die Welt für die Patienten wieder begreifbar und erfahrbar zu machen. Fremdkörper wie PEG-Sonden und Katheter erleben Wachkoma-Patienten häufig als bedrohlich und sie versuchen diese zu entfernen. Eine klar und deutlich geführte Orientierung kann helfen, die fremden Anteile als nicht so bedrohlich zu erleben (Bienstein und Fröhlich 2003, S. 216). Wir bewegen nicht nur die Hände, sondern auch die Füße, z. B. in einer Schüssel mit ungekochtem Reis oder kleinen Kugeln oder anderen Materialien hin und her. Dies bewirkt eine anregende Information über die Füße. Eine ganz deutliche Steigerung der Aufmerksamkeit ist bei Patienten zu beobachten, wenn wir ihnen mit ihren nackten Füßen den Bodenkontakt ermöglichen.

Visuelle Wahrnehmung
Die visuelle Wahrnehmung umfasst das Sehen von Farben, Größen, Hell und Dunkel. Patienten, welche sich noch im Vollbild des apallischem Syndroms befinden, liegen mit offenen Augen im Bett, fixieren aber den Blick nicht. Damit diese Patienten die Bewegungen nicht als Bedrohung empfinden und Angstgefühle erleben, ist besonders darauf zu achten, dass keine schnellen und hastigen Bewegungen in ihrem Blickfeld durchgeführt werden. Das Sehen ist sehr wichtig für uns, da wir damit auch unsere Lage im Raum kontrollieren.

Die Entwicklung der Sehfähigkeit verläuft in der folgenden Reihenfolge (Bienstein und Fröhlich 1991, S. 103):

– Hell- und Dunkelwahrnehmung;
– Wahrnehmung von Umrissen auf kurze Distanz (ca. 10–15 cm);
– Wahrnehmung eigener Körperteile;
– Wahrnehmung des Umfeldes auf weite Distanz (ca. 1–2 m);
– deutliche Wahrnehmung bei scharfen Konturen auf weite Entfernung;
– Unterscheidung von einzelnen Gegenständen, „Besehen" der Gegenstände mit den Händen und dem Mund;
– Entwicklung des Farbsehens;
– Differenzierung von Größen und Formen, Personen und parallele Entwicklung differenzierter Farbwahrnehmung.

Klare Umrisse der direkten Umgebung helfen dem Patienten, sein Sehvermögen zu entwickeln. Aus diesem Grund sollten die Bilder anfangs nur schwarz/weiß sein und erst in späterer Folge bunt. Die Bilder sollten nicht zu klein sein, damit der Wachkoma-Patient sie klar und deutlich sehen kann, und er muss auch einen Bezug zu diesen Bildern herstellen können. Einen wesentlichen Anteil am Sehenlernen hat hierbei die Oberkörperhochlagerung im Bett, das Sitzen im Sessel, das Fahren im Rollstuhl, da sich dadurch das Gesichtsfeld erhöht. Die Aufgabe der Pflegenden ist es, genau darauf zu achten, wohin und worauf der Patient aus der jeweiligen Position sieht. Um den

Tag-Nacht-Rhythmus einzuhalten, ist es wichtig, Aktivitäten tagsüber, wenn es hell ist, durchzuführen, und nicht nachts. Besonders im Sommer achten wir darauf, dass die Zimmer nicht durch die vorhandenen Jalousien abgedunkelt werden.

Damit unsere Wachkoma-Patienten nicht gezwungen sind, an die weiße Decke zu starren, haben wir gemeinsam mit Angehörigen die Seitenwände und Decken mit unterschiedlichen Dekorationen gestaltet. In regelmäßigen Abständen wird diese, z. B. der Jahreszeit entsprechend, in den Zimmern und am Gang ausgetauscht.

Damit Sicherheit und Geborgenheit entstehen kann, darf nicht auf die Gestaltung des persönlichen Umfeldes vergessen werden. Angehörige bringen Lieblingsgegenstände mit, z. B. Fotos, Zeitungsständer mit der aktuellen Tageszeitung, die vor dem Ereignis gerne gelesen wurde.

In jedem Zimmer befinden sich eine große Uhr und ein Kalender, damit die Patienten neben der verbalen Information durch die Pflegenden auch visuell Information über Uhrzeit und Datum erhalten.

Regelmäßig finden Spazierfahrten mit den Wachkoma-Patienten in der schönen Parkanlage, welche sich im Anstaltsgelände befindet, statt. Besonders beliebt bei den Patienten und ihren Angehörigen ist der Springbrunnen, welcher sich im Areal befindet.

Allgemeine Ziele der Basalen Stimulation

– Erhaltung und Förderung der Wahrnehmung des Patienten;
– Wecken von Neugier und Interesse;
– Förderung der Aufmerksamkeit und der Wachheit;
– Förderung der Orientierung;
– Vermittlung der Erfahrung eines Selbst, welches in Beziehung zu Anderen treten kann;
– Kontaktaufnahme und Dialoganbahnung durch die Beantwortung einer Reaktion des Patienten.

Menschen im Wachkoma benötigen eine elementare Kommunikationsform, die sie wahrnehmen und auf gleicher Ebene beantworten können. Das Konzept der Basalen Stimulation geht davon aus, dass auch schwerst wahrnehmungsbeeinträchtigte Menschen etwas wahrnehmen können, selbst wenn Außenstehende keine sichtbaren Reaktionen erkennen können.

Affolter

Die Entwicklungspsychologin Dr. Felicie Affolter hat eine Methode entwickelt, um den Patienten zu einer besser gespürten Information zu verhelfen und somit die Wahrnehmung zu fördern – das Führen.

Mit ihren Mitarbeitern hat sie bereits in den 1960er Jahren wissenschaftliche Arbeiten durchgeführt. Bei ihrem Modell orientiert sie sich an der Entwicklungstheorie von Jean Piaget (Psychologe und Erkenntnistheoretiker), dessen Ansätze auf einer normalen und pathologischen Entwicklung beruhen. Bei diesem Ansatz wird die Wahrnehmung in Beziehung zu Bewegung, Sprache und sozialem Verhalten deutlich. Menschen berühren sich automatisch immer wieder selbst und ohne sich dessen wirklich bewusst zu sein. Ständig verändern wir unsere Körperposition, kratzen uns und berühren auch stets andere Menschen. Wachkoma-Patienten sind nicht in der Lage, ihre Körperposition selbst zu verändern und einige von ihnen können sich auch nicht selbst oder jemand anderen berühren. Dadurch mangelt es ihnen an gespürter Information, und dies führt bei Nichtbeachtung durch die Pflegenden bei den Patienten zu Orientierungslosigkeit bis zu selbstschädigendem Verhalten.

Das Wort „wahrnehmen" schließt den Begriff „nehmen" mit ein. Nehmen bedeutet stets „Interaktion", man kann nicht nehmen, ohne zu berühren. Um den Wachkoma-Patienten zu einer besser gespürten Information zu verhelfen und damit die Wahrnehmung zu fördern, ist es von großer Bedeutung, die Methode von Affolter, „Das Führen", in Pflegehandlungen zu integrieren.

Es scheint, dass das, was nicht vorrangig vom Spüren kommt, nicht im Gedächtnis bleiben wird. Alle Menschen wollen aufstehen und gehen. Dieser innerliche Wunsch fängt schon in frühester Kindheit an, wie bei den Babys zu sehen ist, die sich ständig zum Stehen hochziehen und nur zufrieden sind, wenn sie gehen können. Auch nach einer Hirnschädigung verschwindet dieses Bedürfnis nicht, sondern es bleibt immer in uns.

Wahrnehmung ist immer durch unser Gehirn organisiert und entwickelt sich beim Kind, aber auch beim Erwachsenen. Im Stress, bei Schädigung und im Alter zerfällt Wahrnehmung. Ebenso lässt die Reizverarbeitung im Gehirn aufgrund verschiedenster Ursachen nach. Zu beobachten sind dann Gedächtnisstörungen, Planungs- und Handlungsstörungen. Damit sich die Organisation des Gehirns wieder verbessert, muss man auf das Berühren zurückgreifen, da dies die grundlegendste Wahrnehmungsform ist.

Durch Bewegen und Berühren (Spüren) entwickelt das Kind in den ersten Lebensjahren basale Strukturen der Reizverarbeitung. Ein Kind erforscht die Welt berührend, erforscht alles mit dem Mund. Wenn es dann über genügend Speicherung oder Gedächtnis verfügt, indem es ausreichend Erfahrung gesammelt hat, wird es auch mit Erklärungen zufrieden sein. So lernen Erwachsene auch beim Tun, da hier immer Berühren und Spüren mit dabei ist. Eine angemessene Reaktion ist aber nur dann zu erwarten, wenn die Information adäquat verarbeitet wird. Bleiben die Reize immer gleich, werden sie nach gewisser Zeit von unserem Gehirn nicht mehr wahrgenommen. Die Wahrnehmung blendet aus. Daher sind wir ständig in Bewegung und verändern dadurch unsere Berührungen. Dies gibt uns die Information, um zu wissen, wo wir sind und wo sich unsere Umwelt befindet. Wie schon erwähnt, sind die meisten Wachkoma-Patienten an der ACU nicht in der Lage, sich selbstständig zu bewegen oder ihre Position zu verändern. Sie können sich in keine ruhige Ecke zurückziehen und sich dadurch sicher und geborgen fühlen. Sie können auch nicht entspannen, indem sie sich in einen Sessel setzen und die Füße hochlegen. Das bedeutet, dass es ihnen massiv an Spürinformation mangelt. Spüren aber bedeutet etwas zu berühren; ohne sich zu bewegen, kann man aber nicht berühren.

Zwei Arten des Führens

Wachkoma-Patienten müssen sich mit ihrer Umwelt auseinandersetzen. Das heißt, sie müssen Reize aufnehmen, sie verarbeiten und darauf reagieren. Es geht immer um Berühren (Greifen). Den beiden Arten des Führens, einfachem Führen und pflegerischem Führen, sind die folgenden Ziele gemeinsam:
- Informationsvermittlung
- Ermöglichung von Informationsverarbeitung
- Anregung der Hypothesenbildung
- Ermöglichung von problemlösendem Handeln
- Reorganisation des Gehirns

Das einfache Führen

Diese Methode eignet sich bei Patienten, die schon etwas Eigenaktivität haben. Nach erfolgter Information und Initialberührung gibt die Pflegeperson konkrete Hilfestellung, aber nonverbal, um Handlungen zu beginnen, diese weiterzuführen oder als Unterstützung zum Beenden von Handlungen. Das einfache Führen ersetzt verbale Anleitungen, da bei der Anleitung der Patient kaum Hypothesen bilden und nachdenken muss.

Es gibt jeden Tag im Stationsalltag viele Möglichkeiten, um Probleme zu lösen. Zum Beispiel gibt es Patienten, welche den Kamm in den Händen halten und nicht mehr weiterwissen, wozu sie diesen verwenden sollen. Hier nimmt die Pflegeperson die Hand des Wachkoma-Patienten, führt seine Hand mit dem Kamm zum Kopf, zu den Haaren.

Wir haben auch eine Patientin, die nach intensivem Training wieder selbstständig oral Nahrung zu sich nimmt, die aber vor der Suppe sitzt und erst zu essen beginnt, wenn die Pflegeperson ihre Hand zum Löffel führt. Sie beendet die Handlung auch erst durch das einfache „Führen" durch die Pflegeperson.

Wenn Patienten sich mit kreisenden Bewegungen immer wieder den Bauch waschen und Schwierigkeiten haben, diese Handlung zu beenden, kann man dies auch durch das einfache „Führen" beenden.

Ziel ist es, dass der Wachkoma-Patient lernt seine Probleme selbst zu lösen und keine starren Handlungsabläufe lernt.

Prinzipien des einfachen Führens
- Die Pflegeperson legt die Hände auf die Hände des Betroffenen, die Finger der rechten Hand auf die rechte, die linken Finger auf die linke Hand und

führt so den Körper zu den verschiedenen Aktionen eines Geschehnisses mit aktivem Spüren.

- Die Pflegeperson steht neben oder hinter dem Patienten.
- Während des Führens nicht mit dem Patienten unterhalten, damit sich die Aufmerksamkeit auf das Geschehnis und das Spüren richten kann.
- Wenn möglich wechselt die Pflegeperson zwischen Führen der rechten Hand und Führen der linken Hand.
- Das Führen wird erleichtert, wenn man gegen etwas Festes arbeitet, z. B. Therapietisch, Tisch oder auch Wand.
- Übernimmt der Patient selbst, mit dem Führen aufhören und ihn die Handlung zu Ende bringen lassen.
- Weiß der Patient nicht mehr weiter oder steht seine Handlung nicht in Bezug zum geplanten Ziel, greift die Pflegeperson wieder ein. Nach Möglichkeit nicht direkt während des Handelns korrigieren, sondern in einer kurzen Pause.

Das pflegerische Führen

An der ACU setzen wir pflegerisches Führen bei vielen Pflegehandlungen ein, da diese Methode von Affolter speziell für Menschen mit schweren zerebralen Schäden und starken Bewegungseinschränkungen entwickelt wurde.

Wachkoma-Patienten können ihre Umwelt nicht mehr richtig spüren oder die taktilen Reize nicht mehr richtig verarbeiten. Daraus ergibt sich, dass der Patient nicht mehr weiß, wo er sich befindet und wo sich seine Umwelt befindet. Die Folge ist, dass der Wachkoma-Patient durch eine hohe Körperspannung versucht, seinen eigenen Körper zu spüren.

Beim pflegerischen Führen ist es die Aufgabe der Pflegepersonen, dem Wachkoma-Patienten zu helfen, dass sein Gehirn der taktilen Information mehr Bedeutung zumisst, dass der Betroffene seine feste Umwelt, seine Unterlage, seine Seitenbegrenzung wieder spürt und dadurch seine hohe Körperspannung verringern kann. Dabei lernt der Patient, wie er sich bewegen muss, um sich schrittweise und zielgerichtet zu verändern.

Beim pflegerischen Führen muss der Patient nicht handeln, das macht die Pflegeperson für ihn. Sie hebt z. B. bei der GKW im Bett den rechten Arm, wäscht ihn, legt den Arm dann zurück auf die Unterlage und berührt dabei aktiv seine feste Umwelt durch eine deutliche Widerstandsveränderung. Hier sucht die Pflegeperson mit dem Patienten nach taktiler Information; indem sie mit sehr leichten Bewegungen auf der Unterlage und geringem Druck arbeitet, spüren beide die Unterlage. Danach bewegt die Pflegeperson die Hüfte und das Gesäß des Patienten leicht auf der Unterlage, so spürt er, dass er liegt. Genauso wird die linke Seite des Betroffenen bewegt, nach Information gesucht, so dass er spürt, wie er sich in seiner Umwelt verändert hat und wo er sich jetzt befindet. Danach erfolgt wieder die Informationssuche bei der Hüfte auf der Unterlage und direkt darauf bewegt die Pflegeperson die rechte Seite.

Nun weiß der Patient, wo er sich in seiner Umwelt befindet und kommt nicht in Spannung oder gar in Panik. Da das Handeln im Alltag ständig neue Interaktionen (bewegen und berühren) fordert und die Pflegeperson mit dem Patienten handelt und dieser aktiv spürt, sind die ersten Schritte zur Reorganisation des Gehirns getan.

Prinzipien des pflegerischen Führens
- Zuerst eine Bewegung und dann Informationssuche.
- Nach jeder Informationssuche die Seite wechseln und bewegen.
- Nicht während, sondern nur vor oder nach dem Führen sprechen.
- Führen bei Aktivitäten des Alltags.
- Den Wachkoma-Patienten so oft als möglich feste Umwelt spüren lassen.

Auswirkungen des Führens
Bei Wachkoma-Patienten ist in erster Linie zu beobachten, dass sich die vegetative Symptomatik und auch der hohe Muskeltonus normalisieren. Ebenso scheinen sich die Konzentration und Stimmung der Patienten sowie ihre Handlungsplanung zu verbessern.

Wir streben mit den Patienten natürliche Bewegungsabläufe an. Das bedeutet, dass die Patienten so oft wie möglich auf einem „normalen" Sessel sitzen oder auch mit Unterstützung stehen, das Bett ist ihre Schlafstätte.

Affolter erklärt: Wir können nicht die Augen des Patienten nehmen, sie bewegen und sicher sein, dass der Patient sieht, noch können wir seine Ohren bewegen und wissen, dass er hört. Aber wenn wir seine Hände und seinen Körper führen und in Kontakt mit Oberflächen und Gegenständen bringen, dann ist einiges an taktilem Input und Interaktion gesichert (Söll 2001).

Ich berühre den Widerstand,
den die Welt
mir entgegensetzt
über Unterlage und Seite.

Ich verändere ihn,
den Widerstand auf der Unterlage
mit Händen und Mund
und nehme die Umwelt wahr.

Ich umfasse ihn,
den Widerstand auf der Unterlage
mit Händen und Mund
und nehme die Umwelt wahr.

Ich verursache und erhalte Wirkungen,
und so wird die Umwelt

langsam zur Wirklichkeit.
Ob ich lerne, sie richtig verändern zu können?
(Affolter 1987)

Präaffolter

Bei einem Praktikum, welches ich (Steinbach) in der Frührehabilitation der Landesnervenklinik Sigmund Freud in Graz absolvierte, lernte ich die Methode nach F. Bouachba und F. Affolter kennen. Da Wachkoma-Patienten immer wieder lange andauernde Bewusstseinsstörungen und vegetative Entgleisungen aufweisen, bedarf es eines speziell angepassten Pflegetherapieansatzes.

Ein mögliches Angebot in der Betreuung von Wachkoma-Patienten ist das „Pumpen" nach Präaffolter. Präaffolter erhalten die Patienten, die ihr Körperschema verloren haben.

„Pumpen" bedeutet, das man die Bewegung mit seinen Händen so ausführt, als würde man einen Schwamm auspressen. Die meisten unserer Patienten sind tetraplegisch, trotzdem ist es möglich, dass eine Körperseite weniger stark betroffen ist. Wenn dies der Fall ist, beginnt man mit der „weniger betroffenen" Körperseite. Hier hat der Patient die Möglichkeit, besser wahrzunehmen. Die Pflegeperson umfasst z. B. die Hand des Patienten flächig mit beiden Händen und gibt gleichmäßig Druck für die Dauer von etwa 3 Sekunden.

Besonderes Augenmerk ist auf die unterschiedliche Druckqualität zu legen. Nicht jedes Mal drücken, gleich lange am Körper verweilen (unterschiedliche Druckintensität) und nicht länger als 6 Sekunden, da der Druck sonst nicht mehr als lokale Berührung wahrgenommen wird. Man pumpt von peripher nach zentral und von zentral nach peripher. Über den Gelenken ist der Druck zu verringern.

Nach dem „Pumpen" sind die Patienten bei reduzierter Spastik sehr wach und aufmerksam. In weiterer Folge wird die Hand des Patienten so geführt, dass er sich an verschiedenen Körperteilen selbst berührt (Affolter). Da das Gesicht ein sehr intimer Bereich ist, wird dieses erst zum Schluss berührt. Durch das Ertasten der eigenen Körpergrenzen hat der Wachkoma-Patient wieder die Möglichkeit, seinen Körper selbst zu erfahren. Dies erleichtert ihm später die Orientierung am eigenen Körper.

Nicht gepumpt wird bei Schwellungen, chronischen Schmerzen, offenen Wunden, Ausschlägen etc. Die Durchführung erfolgt durch eine Pflegeperson, damit sich der Patient auf sich selbst konzentrieren kann und ihm die Spürinformation nicht genommen wird.

Die Dauer der Behandlung beträgt zwischen 10 und 20 Minuten, orientiert sich aber am Wohlbefinden des Patienten und kann auch 2- bis 3-mal täglich durchgeführt werden. Das „Pumpen" macht dann Sinn, wenn der Patient sich noch in Liegeposition befindet und man von ihm mehr Aufmerksamkeit haben möchte, um mit ihm eine Fördermaßnahme durchzuführen.

Kinästhetik®

Ein wesentlicher Baustein für unsere Lebensentwicklung von der Geburt bis zum Tod ist der Erwerb und der Erhalt von grundlegenden Bewegungsfähigkeiten.

Wir kommunizieren mit den Wachkoma-Patienten durch Berührung und Bewegung, da dies das früheste und ursprünglichste Mittel in der zwischenmenschlichen Beziehung ist, durch welches wir lernen.

Wachkoma-Patienten verstehen ihre soziale und materielle Umwelt nicht mehr oder noch nicht. Botschaften jedoch, welche ihren Körper unmittelbar betreffen, erreichen sie. Sie sind in jedem Remissionsstadium und in jedem Zustand in der Lage, über ihren Körper am sensomotorischen Interaktionsgeschehen teilzunehmen.

Pflegerische Tätigkeit ist ohne Berührung undenkbar. Pflege bedeutet auch, Menschen in ihrer Bewegungsfähigkeit zu unterstützen. Dies setzt voraus, dass sich die Pflegepersonen die grundlegenden Muster der Bewegungsfähigkeit bewusst machen und dies in das eigene Bewegungsverhalten reintegrieren. Weiters benötigen Pflegende neben der nonverbalen Kommunikationsfähigkeit die Fertigkeit, über kinästhetische Mittel unterstützende Bewegungsbegleitung zu geben. So wird jede pflegerische Handlung zur aktivierenden Interaktion, die durch ein hohes Maß an einfühlsamem Verhalten durch die Pflegenden gekennzeichnet ist.

Die entstehende Interaktion ist aber immer individuell und einmalig. Pflege ist immer ein Beziehungsgeschehen, und eine hohe Vertrautheit zwischen Pflegeperson und Wachkoma-Patienten ist eine Grundvoraussetzung für eine gelungene pflegerische Interaktion, die gesundheitsfördernd wirkt.

Wesentliche kinästhetische Kommunikationsmittel im zwischenmenschlichen Austausch sind das Berühren und Bewegen. Sie werden begleitet vom Spüren, der Empfindung für Gelenkbewegung, Muskelspannung, Raumlage und Gleichgewicht, Spannungsaufbau, Spannungsreduzierung, Bewegungsmöglichkeiten, Bewegungsgeschwindigkeit, -richtung, -umfang, -rhythmus, Kraftaufwand, Kraftimpuls, Spüren von Gewicht, Gleichgewicht.

Hat die Pflegeperson nicht genügend Kenntnisse und Erfahrung, kinästhetische Informationen zur Unterstützung der notwendigen Körperbewegung auszutauschen, wird sie den Wachkoma-Patienten wahrscheinlich auf die Bettkante bewegen oder heben, ohne ihn aktiv zu beteiligen.

Diese einseitige Interaktion reduziert die Möglichkeiten aller Beteiligten. Die Pflegenden überlasten sich körperlich – ein wesentlicher Stressfaktor – und gefährden ihre Gesundheit. Der Patient wird nicht unterstützt, seine Selbstständigkeit wieder zu erlangen. Er erhält indirekt die Botschaft, dass er zu schwach ist, und reagiert vielleicht vegetativ (erhöhter Speichelfluss, Zunahme des Muskeltonus, vermehrtes Schwitzen o. Ä.), zeigt Angstmimik oder verliert eine positive Selbsteinschätzung. Jede Hebeanstrengung bringt die pflegerische

Interaktion aus dem körperlichen Gleichgewicht, sie wird einseitig. Die Pflege-person trägt alles, der Patient übernimmt nichts, auch wenn er könnte. Das überlastet auf Dauer jede Pflegeperson. Dadurch aber kann die Beziehung zwi-schen den beteiligten Personen auch auf anderer Ebene aus dem Gleichgewicht geraten und vielschichtige Kommunikationsprobleme verursachen.

Inhalt und Ursprung der Kinästhetik?

Der Kern diese Konzeptes ist die Analyse, Beschreibung und Förderung der Bewegungsfähigkeiten, die das Gemeinsame und die notwendige Vorausset-zung aller menschlichen Aktivitäten sind. Das wichtigste Lernmittel der Kinästhetik ist die Kommunikation durch Berührung und Bewegung. Die In-halte der Kinästhetik zielen auf das Bewusstwerden der einfachsten Bewe-gungsmuster des Menschen, ihrer inneren und äußeren Bedingungen und ih-rer Bedeutung für den Menschen ab.

Diese Bewegungsmuster sind kraftökonomisch, ästhetisch, harmonisch-fließend; sie verlaufen im steten Wechsel von Spannung und Lösung der Muskeln und sie erscheinen im ganzen Körper. Sie folgen dem strukturellen Aufbau des menschlichen Körpers – seinen anatomischen Bedingungen, för-dern Wahrnehmungsprozesse, unterstützen die aktive Bewegungskontrolle und wirken nach innen auf die psychovegetative Regulierung des Menschen.

In Zusammenarbeit mit dem Kybernetiker K. U. Smith hat Dr. Frank Hatch 1972 an der University of California (USA) die Kinästhetik-Entwicklung ein-geleitet. Unter konsequenter Anwendung der Wissenschaft der lebenden Systeme (Kybernetik) begann Hatch, die Art und Weise, wie sich Menschen im Alltag bewegen, zu analysieren und sich die Frage zu stellen, wie sich die Bewegung auf die Entwicklung von Menschen (geistig, gesundheitlich, sozial) auswirkt. Er kreierte den bis dahin nicht existenten Begriff „Kinaesthetics" (deutsch: Kinästhetik) aus der Kombination der beiden griechischen Wörter „kinesis" (Bewegung) und „aesthetics" (Wahrnehmung). Mit dem Einstieg von Dr. Lenny Maietta (Kybernetik-Forscherin auf dem Gebiet Child Develope-ment) wurde 1974 die zweite Phase der Kinästhetik-Entwicklung – die Phase der breiten Anwendung – eingeleitet. Auf der Basis der von Hatch und Maietta entwickelten Kinästhetik-Konzepte wurden viele Fachkräfte im Gesundheits-und Sozialbereich befähigt, ihre alltäglichen Bewegungen bewusster zu gestal-ten.

Wirkungsanalysen zeigten (Marietta 2000), dass diese Menschen

– ihre Lern- und Kommunikationsfähigkeit verbesserten,
– die eigene Gesundheit selbst effektiver regulierten,
– im Beruf mehr Qualität für die Klienten und Patienten erreichen konnten.

Die Pflegenden unterstützen die Wachkoma-Patienten bei den Aktivitäten des täglichen Lebens und nehmen ihre eigenen Bewegungen im Stationsalltag

kaum wahr. Das bedeutet, dass diese Alltagsbewegungen meist unbewusst ablaufen, und dadurch schleichen sich schädliche Bewegungsmuster ein.

Je besser aber ein Mensch seine Bewegungsfähigkeiten erweitern und an-
passen kann, umso größer ist das Potenzial für seine Gesundheitsentwicklung.
Das bedeutet, Pflegende sollen ihre Bewegungen bewusst wahrnehmen, die
schädlichen Bewegungsmuster erkennen und diese aktiv verändern.

Für die Wachkoma-Patienten bedeutet dies, dass sie die Bewegungsanlei-
tung durch die Pflegenden so erfahren, dass sie aktiv an ihrer eigenen Tätigkeit
teilnehmen können. Seit das Team der ACU in diesem Konzept geschult ist,
wissen wir, dass selbst Wachkoma-Patienten viel größere Fähigkeiten in ihrer
Bewegung haben, als wir vermuteten. Die Pflegepersonen kennen die Funk-
tionsweise des menschlichen Körpers, als Modell dient die eigene Funktion.

Einmal monatlich frischen wir unsere Kenntnisse auf, indem wir, Pflegepersonen und Angehörige, miteinander und aneinander üben. Wir sind jetzt in
der Lage, die Wachkoma-Patienten so anzuleiten, wie diese es selbst tun würden. Wir heben den Patienten nicht.

Vor allem durch Moshe Feldenkrais ist die Bedeutung eines lebenslangen
sensomotorischen Lernens in das Bewusstsein vieler Menschen gerückt. Feldenkrais-Arbeit ermöglicht hauptsächlich neuromotorisches Lernen mittels
des eigenen Körpers. Kinästhetik zeigt im Unterschied zur Feldenkrais-Arbeit
hauptsächlich das Beziehungsgeschehen auf sensomotorischer Ebene zwischen
Menschen. Die Grundannahmen der Kinästhetik über die Möglichkeiten,
durch Bewegung lebenslang zu lernen und diese Erfahrungen in alle Lebens-
bereiche transferieren zu können, sind zum Großteil aus diesem Konzept übernommen worden.

Leistungen der Kinästhetik

- Beschreibung und Unterscheidung der Funktion verschiedener Sinnessys-
  teme;
- Definition von Bewegung und Bewegungsempfindung als Mittel basaler
  Kommunikationsformen;
- Vermittlung einer einfachen Form der Bewegungsanalyse (Faktoren der
  Zeit, des Raumes und des Kraftaufwandes);
- Definition von Interaktionsformen durch die zeitlichräumliche Betrachtung
  von Informations- und Rückkoppelungsgeschehen;
- Beschreibung einer bewegungsorientierten Anatomie des menschlichen
  Körpers;
- Vermittlung von Aspekten zur körperlichen Orientierung im Raum;
- Beschreibung der menschlichen Bewegungsfähigkeit als ein Zusammen-
  spiel von Haltungs- und Transportaspekten;
- Unterscheidung zwischen parallelen und spiraligen Bewegungsmustern;
- Analyse der grundlegenden körperlichen Funktionsmöglichkeiten des

    Menschen als Grundposition, Fortbewegung und Bewegung am Ort;
- Beschreibung von Hängen (Zug), Verstreben (Druck) und Sitzen (Druck) als mögliche körperliche Beziehungsformen, die auch im Skelett erkennbar sind;
- Definition des Spannungsaufbaus durch Zug und Druck als Kommunikationsmittel für Bewegungssignale;
- Definition der Umgebung als das individuell äußerlich Wahrnehmbare und Beschreibung der Möglichkeiten, sie funktionsunterstützend zu gestalten (Feldmann 2002).

Kinästhetik ist keine Hebe- und Trageschule, aber Pflegende können lernen, wie sie sich gemeinsam mit dem Wachkoma-Patienten bewegen, um Hebeanstrengungen zu vermeiden.

Handling und Lagerung nach Bobath

Das Bobathkonzept ist ein 24-Stunden-Management, an dem alle Berufsgruppen um den Patienten aktiv beteiligt sind. Entwickelt wurde dieses Konzept von Berta Bobath (Physiotherapeutin) und ihrem Mann, Dr. Karl Bobath (Facharzt für Neurologie), hauptsächlich zur Pflege bei Hemiplegie. Dieses Konzept beinhaltet, dass keine einzelnen Übungen, sondern alltagsorientierte Bewegungs- und Handlungsweisen, die bei den Aktivitäten des täglichen Lebens, wie z. B. sich waschen und kleiden, vom Patienten mit entsprechender Hilfe angewandt werden.

Alle pflegerische Handlungen werden ständig den Bedürfnissen und dem jeweiligen Krankheitsbild des Patienten angepasst.

Ziel ist vor allem die Hemmung pathologischer Bewegungsmuster sowie die Bahnung physiologischer Bewegungsabläufe.

Charakteristisch für Wachkoma-Patienten ist die Störung der Bewegung und des Gefühls sowie die Tonusveränderung der Muskulatur (Spastik) mit abnormen Haltungs- und Bewegungsmustern.

Um zusätzliche Sekundärschäden wie Angst vor Bewegung, Kontrakturen und Dekubitus zu vermeiden, müssen Handling und Lagerung gewissenhaft durchgeführt werden.

Wir können beobachten, dass bei Wachkoma-Patienten die Grenze zwischen Über- und Unterforderung sehr schmal ist. Das bedeutet für die Pflegenden, dass sie ihre eigene Wahrnehmung schulen müssen, um die Belastungsgrenzen der Patienten erkennen zu können.

Große Bedeutung kommt der fördernden Raumgestaltung zu. Alle Aktivitäten, auch die Ansprache soll über die betroffene Seite erfolgen, das heißt, dass der Fernsehapparat, das Nachtkästchen auf der betroffenen Seite steht. Der Patient liegt nach Möglichkeit auf einer festen Matratze, es soll kein Trapez verwendet werden und es sind ausreichend Lagerungskissen notwendig.

Lagerung bezieht sich auf jede Stellung, die der Patient für längere Zeit einnimmt. Der Lagewechsel erfolgt ca. 2- bis 4-stündlich, wobei dazwischen immer wieder Mikrolagerungen und Lagekorrekturen durchgeführt werden.

Sehr gerne sitzen die Patienten auf einem Sessel vor einem Tisch oder Therapietisch. So sitzend, beginnen sie, selbst bei stark ausgeprägten Kontrakturen plötzlich selbstständig ihre Körperposition zu verändern und zu korrigieren.

Lagerungsarten
– Sitzen am Sessel vor dem Tisch
– Sitzen im Rollstuhl
– Liegen auf der betroffenen Seite
– Liegen auf der nicht oder weniger betroffenen Seite
– Langsitz im Bett
– Rückenlage

Lagerung beinhaltet sämtliche Propyhlaxen
– Pneumonieprophylaxe
– Dekubitusprophylaxe
– Kontrakturprophylaxe
– Thromboseprophylaxe
– Schmerzvermeidung
– Sicherheit
– Input – Bewusstmachen der betroffenen Körperhälfte
– Hemmung der pathologischen Bewegungsmuster
– Verbesserung der Wahrnehmung, allgemeine Aktivierung
– Bequemlichkeit, Wohlbefinden
– Verbesserung der Kreislaufsituation
– Anregung des Interesses für die Umwelt und den eigenen Körper

Die Rückenlage verstärkt den Strecktonus – Seitenlage ist ein neutraler Tonus. Das gesamte therapeutische Team muss über Sinn und Zweck der Maßnahmen informiert sein, um eine hohe Lebensqualität zu ermöglichen.

Lagerung und Lagerungshilfsmittel

Erst wenn der Wachkoma-Patient durch eine gute Lagerung nicht mehr selbst die Kontrolle für die Haltung seines Körpers übernehmen muss, kann die Muskelspannung nachlassen und er kann sich auf andere Dinge der Förderung konzentrieren.

Die langjährige Immobilisation der Wachkoma-Patienten mit fehlender vertikaler Schwerkrafteinwirkung führt zu ausgeprägter Immobilitätsosteoporose. Die muskuläre Inaktivität verstärkt dies durch eine fehlende Biegebeanspruchung des Knochens. Die spastische Tonuserhöhung führt zu Kontrakturen und Luxationsneigungen.

Das Pflegepersonal muss sich im gelenkschonenden Arbeiten üben. Ein rasches, ruckartiges, unkontrolliertes Vorgehen bei den täglichen Pflegehandlungen ist zu vermeiden.

Je höher der Muskeltonus wird, desto kleiner müssen die Handlungsschritte der Pflegeperson werden.

Je nach Allgemein- und Hautzustand ist situationsbedingt immer wieder für einzelne Wachkoma-Patienten eine Weichlagerung erforderlich. Wir beobachten, dass die Patienten, wenn wir sie auf ein Weichlagersystem legen, irritiert und teilweise verängstigt darauf reagieren. Dies ist darauf zurückzuführen, dass die Eigenwahrnehmung des Körpers auf einer weichen Unterlage abnimmt.

Die Pflegepersonen versuchen die Abnahme der Körperempfindung des Patienten unter anderen durch gezielte großflächige Druckausübung durch ihre Hände auszugleichen.

Zur Lagerung, verwenden wir Materialien, welche für den Patienten gut spürbar sind, wie z. B. eine zusammengerollte Decke oder Multifunktionsrollen. Bei motorbetriebenen Weichlagerungssystemen wird in regelmäßigen Intervallen der Betrieb auf „Hartlagerung" gestellt. Beobachten wir eine sehr große Orientierungslosigkeit bei den Patienten, lagern wir sie zwischenzeitlich auf einer Turnmatte am Boden.

Dies geschieht entweder mit einem Physiotherapeuten gemeinsam oder nach kinästhetischen Prinzipien durch eine Pflegeperson, eine weitere Möglichkeit ist es auch, einen Hebelifter zu verwenden.

Wenn die Patienten ihr Gewicht an die große Unterstützungsfläche „Boden" abgeben können, werden sie ruhig, und es kommt zu einem sichtbaren Wohlbefinden.

Damit den Wachkoma-Patienten ihr Körperschema erhalten bleibt, ist Abwechslung erforderlich. Das heißt, dass in individuell langen Zeitabständen ein Lagewechsel erfolgt. Wie schon erwähnt, sind dazwischen immer wieder Lagekorrekturen und Mikrolagerungen durchzuführen.

Nestlagerung in Rückenlage
– Lagerungsmaterial soll für den Patienten gut spürbar sein (z. B. zusammengerollte Decke oder Multifunktionsrolle)
– Decke der Länge nach fest einrollen und von Kopf bis Fußende links und rechts unter die Flanken des Oberkörpers bis zu den Beinen nachmodellieren, auch die Fußenden werden begrenzt
– quer unter beide Kniekehlen 1 Lagerungskissen
– Leintuch als Oberleintuch beiderseits und auch bei den Füßen so einstecken, dass der Patient bei jeder Bewegung einen Widerstand spürt
– die Arme auf den Unterbauch legen – Knie sind leicht angezogen, eventuell zwischen die Beine ein weiches Lagerungskissen legen
– kann mit Oberkörperhochlagerung kombiniert werden

Diese Lagerung führen wir bei Patienten durch, die den Bezug zu ihrem Körper, Körperschema und ihren Körpergrenzen verloren haben, aber auch bei Ein- bzw. Durchschlafstörungen. Hier können die Patienten sehr wohl aktiv sein und sich auch selbst „befreien".

Seitenlage

In der Seitenlage kommt es kaum zu pathologischen Bewegungsmustern. Bei zerebralparetischen oder plegischen Menschen ist sie die klassische Form der Lagerung. Zu unterscheiden ist zwischen Lagerung auf gesunder oder auf betroffener Seite.

Die Seitenlagerung bewirkt die größte Tonusregulation und ebenso den größtmöglichen Input auf der betroffenen Seite. Außerdem hat der Patient bei der Lagerung auf der betroffenen Seite die Möglichkeit, mit dem nicht betroffenen Arm zu hantieren.

Die meisten Wachkoma-Patienten an der ACU haben bereits bestehende Kontrakturen und sind tetraplegisch (eine Körperseite ist meist weniger betroffen).

Bei bereits vorhandenen Kontrakturen erfolgt eine bobathorientierte Lagerung. Fröhlich (1991, S. 90) beschreibt als Grundposition eine möglichst leicht gebeugte bis gerade Linie von Kopf, Nacken und Schulterpartie. Eine ausgeprägte Beugung über 90 Grad im Becken, in den Knien eine ebenfalls rechtwinkelige Position der Füße zu den Unterschenkeln. Man kann den Patienten auch mit einem gestreckten und einem 90 Grad angewinkelten Bein lagern, wobei das angewinkelte Bein oben liegt. Unterstützen kann man mit verschiedenen Kissen, Lagerungs- und Funktionskeilen, Multifunktionsrolle oder einer zusammengerollten Decke.

Lagerung in Königssitz

Zur visuellen Stimulation und zur Stabilisierung des Oberkörpers (z. B. zur Nahrungsaufnahme und oralen Stimulation), zur Steigerung bzw. zur Wiedererlangung des Schwerkraftempfindens und zur Förderung der Körperwahrnehmung bringen wir die Patienten in den „Königssitz".

Dazu wird der Patient mit dem Rückenteil des Bettes in Oberkörperhochlage gebracht. Zum besseren Halt wird eine zusammengerollte Decke von der Schulter entlang des seitlichen Körperstamms bis zum Gesäß, zwischen Gesäß (dicht am Gesäß) und Kniekehle, bis zur anderen Gesäßhälfte, über den anderen seitlichen Körperstamm hinauf bis zur Schulter eingebracht. In den meisten Fällen ist der Kopf mit entsprechenden Lagerungshilfsmitteln noch zu stabilisieren. Nach Möglichkeit wird nun das Bettende tiefer gestellt, der Mittelteil des Bettes im Bereich der Kniekehlen höher gestellt, sodass sich der Patient schließlich in einer sitzähnlichen Position befindet. Hier ist besonders darauf zu achten, dass die Achse des hochklappbaren Kopfteiles mit dem Hüftknick des Patienten übereinstimmt. Als Lagerungshilfsmittel verwenden

wir z. B. verschieden große Lagerungskissen, große Quader, Handtuch, Leintuch.

Bauchlage

Bei der Lagerung auf den Bauch verwenden wir zur Unterstützung der Brust
ein Kissen oder einen Keil. Bei Patienten mit Speichelfluss legen wir Ein-
maltücher bereit. Der Kopf mit dem Gesicht zur Seite liegt auf keinem oder nur
sehr dünnem Kissen, die Arme liegen entweder seitlich nach unten entlang des
Körpers oder nach oben. In dieser Lage haben die Patienten die Möglichkeit,
den Kopf anzuheben. Bei Patienten, welche eine Beugespastik nach rückwärts
haben, ist die Bauchlage kontraindiziert, da sie das pathologische Bewegungsmuster verstärkt.

Zu achten ist vor allem auf die Belastungsfähigkeit des Patienten sowie auf
Kreislauf und Atmung. Die Bauchlage führen wir nur in Anwesenheit einer
Pflegeperson oder der Angehörigen durch.

Sitzen

Fast alle Wachkoma-Patienten besitzen einen Multifunktionsrollstuhl, wenn
sie an der ACU aufgenommen werden. Damit er möglichst optimal sitzt, ist es
notwendig, dass jeder Patient auch in seinem eigenen Rollstuhl, welcher
eigens für ihn angefertigt wurde, sitzt.

Wesentlich ist, dass das Gesäß im Rollstuhl so weit als möglich nach hinten
kommt, um eine Hüftbeugung von 90 Grad zu erreichen, um die pathologischen Spannungs- und Bewegungsmuster zu reduzieren.

Um den Streckspasmus zu unterbrechen, sind auch die Füße in einem
Winkel von 90 Grad zu lagern. Oft entfernen wir die Fußstützen und stellen
die Füße fest auf den Boden. Dann schieben wir den Rollstuhl nicht, sondern
beteiligen den Patienten aktiv in der Fortbewegung (Affolter, Trippeln).

Sitzen die Patienten gut gelagert, benötigt man bei noch fehlender Kopfkontrolle kaum eine zusätzliche Fixierung des Kopfes. Beim Sitzen im Rollstuhl
müssen die Patienten aus Sicherheitsgründen fixiert werden, da sie sonst schon
bei einem Hustenanfall herausfallen und sich verletzen könnten. Die Halte-
rungssysteme sollen angenehm zu tragen sein und nicht einengen.

Zu beachten ist, dass die Patienten sehr Dekubitus-gefährdet sind, besonders wenn die gleiche Position länger beibehalten wird. Auch das ist ein Grund,
um immer wieder Lageveränderungen durchzuführen.

Besondere Aufmerksamkeit ist den Sitzkissen zu widmen. Diese müssen individuell für den einzelnen Patienten erprobt und angepasst (Druckmessplatte)
werden. Wichtig ist, dass der Rollstuhl dem Wachkoma-Patienten, welcher gra-
vierende motorische Ausfälle und zusätzliche Fehlstellungen der Gelenke hat,
genügend Halt und Sicherheit bietet.

Erst wenn Wachkoma-Patienten im Rollstuhl sitzen, wird es möglich, dass
sich ihr Wahrnehmungsbereich erweitert. Dadurch ermöglichen wir diesen

schwerst mehrfachbehinderten Menschen auch soziale Integration (Spazierfahrten im Rollstuhl, Teilnahme am Stationsbetrieb, Ausflüge, stundenweiser
Aufenthalt zu Hause im eigenen Zimmer usw.).

Auch beim Sitzen auf dem Sessel (nur im Beisein einer Pflegeperson) ist
wieder auf eine physiologische Mittelstellung von 90° in Hüfte, Knien und
Fußgelenken zu achten. Wir wählen für die Patienten meist einen Sessel ohne Armlehnen und verwenden bei Bedarf (Füße brauchen festen Bodenkontakt) stapelbare Fußkistchen. Da auf diesen Fußkistchen 4 Paar Füße Platz
haben müssen (Patient und Pflegeperson), haben wir diese eigens vom hauseigenen Tischler anfertigen lassen.

Beim Sitzen im Sessel beobachten wir bei den Patienten zunehmende Kopf-
und Rumpfkontrolle. Als Hilfsmittel verwenden wir z. B. Rutschbrett, unterschiedliche Lagerungskissen und -behelfe, Therapietisch (wegen der Höhenverstellbarkeit).

Der Transfer der Patienten in den Sessel oder Rollstuhl erfolgt durch
Pflegepersonen nach kinästhetischen Prinzipien oder aber in Einzelfällen auch
mit einem Hebelifter.

Reaktivierende Pflege

Erwin Böhm legte 1963 sein Examen als Krankenpfleger ab, absolvierte eine
Reihe von Zusatzausbildungen, war viele Jahre in der Psychogeriatrie tätig und
gilt als Pionier des ganzheitlichen Pflegesystems. Ebenso gilt er als einer der bedeutendsten Pflegeforscher Österreichs. Er wollte mit seinem Psychobiografischen Pflegemodell eine grundlegende Änderung in der Altenpflege erreichen.

Nun werden Sie sich sicher fragen, was dieses Modell mit den vor allem
jungen Wachkoma-Patienten zu tun hat? Böhm wollte ein Konzept entwickeln, das den Satz „So lange man lebt, sei man lebendig" widerspiegelt
(Böhm 1999, S. 22). Sein Modell zielt daher auf die primäre Wiederbelebung
der Seele – diese ist vor den Beinen zu reaktivieren. Erst dann entwickeln sich
wieder neue Lebensmotive, und der Mensch beginnt erneut seinen Willen und
sein Wollen einzusetzen.

So wie in der Altenpflege können wir in der Pflege von Wachkoma-Patienten auch nicht ohne Seelenpflege agieren. Denn was haben die Wachkoma-
Patienten davon, wenn sie zwar in den Rollstuhl mobilisiert werden, aber dann
keinerlei Ansprache oder psychosoziale Betreuung erhalten? Auch Wachkoma-Patienten verfügen über psychosoziale Kompetenzen, selbst wenn dies
von Außenstehenden kaum registriert wird.

Um uns Pflegenden für die Betreuung dieser Patientengruppe neue Blickwinkel zu verschaffen, war es erforderlich, unsere eigene Position zu reflektieren. Die Annahme, dass Wachkoma-Patienten ins Bett gehören oder sich
von 1 Stunde Physiotherapie den ganzen Tag ausruhen müssen, widerlegen
wir grundsätzlich.

Vor Projektbeginn kam es einerseits durch das fehlende Fachwissen, andererseits durch die enge körperliche Nähe zum Wachkoma-Patienten permanent zur Überforderung des Pflegepersonals.

Hinzu kam auch noch der Druck der Angehörigen, welche auch durch die Schwere des Schicksals und mit der gegebenen Situation gänzlich überfordert waren.

Auch Betreuen will gelernt sein.

Nicht qualifizierte Pflegepersonen betreuen vorwiegend emotional (Aufopferung, Mitleid, Zorn, Ekel etc.) und leiden wie die Verwandten.

In der Praxis herrscht oft die Meinung vor, dass schwerstbehinderte Menschen nicht gefördert, sondern gepflegt werden müssen. Das Team auf der ACU hat gelernt, Wachkoma-Patienten zu aktivieren anstatt sie zu pflegen. Dazu war eine umfassende Ausbildung des gesamten Teams erforderlich.

Im Rahmen von Förderplänen werden nicht mehr vorhandene Fähigkeiten gezielt trainiert. Diese Phase erfordert von allen am Genesungsprozess Beteiligten Geduld und Kontinuität. Nur wer übt, lernt!

Für das Pflegepersonal liegt die Herausforderung in gezielter Hilfestellung für jeden Einzelnen unter Berücksichtigung der implementierten Pflegekonzepte. Eines wissen wir mittlerweile ganz sicher, mit dem Wachkoma-Patienten zu arbeiten ist wesentlich schwieriger als für ihn zu arbeiten.

Durch eine gezielte Förderung kommt es bei Wachkoma-Patienten zu einer Steigerung der Aufmerksamkeit, zu einer Reduzierung der vegetativen Symptomatik und zu weniger Sekundärkomplikationen.

Fördern durch Fordern! Dies führt wiederum zu einer Steigerung des Selbstwertgefühles und damit zu einer Steigerung der Lebensqualität.

Für die Pflegenden bedeutet es aber auch, den Patienten in dem zu akzeptieren, was und wie er ist. Wir glauben daran, dass wir durch Biografiearbeit das Befinden der Patienten verbessern können. Bei der Biografieerhebung sind uns die Angehörigen eine große Hilfe. Anhand der biografischen Informationen, die wir von den Angehörigen erhalten, erstellen wir entsprechende individuelle Reaktivierungsprogramme für die Patienten. Das bedeutet, dass wir z. B. mit den Fußballfans auch am Abend ins Fußballstadion fahren, wenn die Lieblingsmannschaft spielt, oder es wird der Besuch des Lieblingsfußballers des jeweiligen Patienten auf der Station organisiert.

Einige Patienten lieben wiederum Musicals, Opern, diese begleiten wir dann zu diesen Vorstellungen. Regelmäßig führen wir mit Unterstützung von Angehörigen Ausflüge (z. B. Neusiedlersee, Heurigenbesuch, Christkindlmarkt, Ringrundfahrt mit der Niederflurstraßenbahn) durch.

Zwei Pflegepersonen auf der ACU sind als Reaktivierungsbeauftragte tätig. Ihre Aufgabe besteht darin, mit den Angehörigen und den Teamkollegen nach Rückfrage bei den Patienten (Ja/Nein-Code) einen Reaktivierungsplan (nach Biografie und Vorlieben) für das ganze Jahr aufzustellen.

Sie holen das Einverständnis für die geplanten Aktivitäten beim jeweiligen

Sachwalter und der Dualen Führung der Neurologischen Abteilung ein und organisieren rechtzeitig die Begleitpersonen und den Fahrtendienst.

Auch das Organisieren von Geburtstagsfeiern und sonstigen Festen gehört zu ihren Aufgaben. Wir fahren mit den Wachkoma-Patienten für einige Stunden nach Hause in ihre gewohnte Umgebung, spielen ihnen in ihrem Zimmer ihre Lieblingsmusik vor, zeigen ihnen einen Teil ihres Wohnbezirkes und besuchen gelegentlich das frühere Stammlokal.

Bei allen Aktivitäten, die wir mit den Patienten durchführen, achten die Pflegepersonen und die Angehörigen auf die jeweiligen Reaktionen, welche dann in der dafür vorgesehenen Dokumentation schriftlich festgehalten werden.

Als Folge der Diagnose „apallisches Syndrom" ergeben sich für die Patienten viele belastende Unklarheiten und Probleme: ihren Körper betreffend, emotionale, geistige, psychische, wirtschaftliche und umweltbedingte Situationen, also eine Menge an Belastungen. Daher ist bestimmt zu verstehen, dass diese Ereignisse Einfluss und Auswirkung auf den Gesundungsprozess haben und eine umfassende Betreuung unumgänglich machen.

Da sich eine umfassende Betreuung auf den ganzen Menschen, seinen kognitiven und emotionalen Bereich sowie das soziale Umfeld bezieht, halten wir sie für die adäquate Form im Umgang mit Wachkoma-Patienten.

Obwohl in der Langzeitbetreuung von Wachkoma-Patienten die Pflege einen sehr hohen Stellenwert einnimmt, kann die umfassende Behandlung und Betreuung niemals von einer Berufsgruppe allein abgedeckt werden.

Um die Patienten nicht zu überfordern, aber doch optimal berufsübergreifend zu fördern, ist eine enge interdisziplinäre Zusammenarbeit erforderlich. Wobei wir das Ziel einer ganzheitlichen Betreuung nur teilweise erreichen können (eigene Grenzen, Organisationsstrukturen etc.).

In unserem Team machen wir uns immer wieder Gedanken, wie wir unseren Patienten zu mehr Kommunikation verhelfen können, da sich die meisten von ihnen ja nicht verbal verständlich machen können.

Die Pflegekonzepte – Basale Stimulation, Affolter, Handling und Lagerung nach Bobath, Kinästhetik und Reaktivierende Pflege – sind die Grundpfeiler in der Langzeitbetreuung von Wachkoma-Patienten. Wir Pflegenden betrachten diese Konzepte als Denkwerkzeuge.

Diese kommen bedürfnisorientiert in unterschiedlichem Ausmaß am einzelnen Patienten zur Anwendung.

Ergänzende Therapien an der ACU sind Tiertherapie für Tierliebhaber, Musiktherapie (Tomatis, Altorientalische Musiktherapie, Digeridoo), Ansätze von Aromatherapie.

Musiktherapie

Einen hohen und berechtigten Stellenwert in der Pflege nimmt die Musiktherapie ein. Damit ist aber nicht die Musik gemeint, die wir Pflegenden ohne musiktherapeutische Ausbildung den Patienten laut ihrer Biografie anbieten und vorspielen (Ö3, Volksmusik, Klassik etc.). Obwohl sich schon hier beobachten lässt, dass die Patienten nicht immer gleich auf ihre Lieblingsmusik reagieren. Pflegende müssen beachten, dass eine Musik, welche man zur Lieblingsmusik erklärt, an unterschiedlichen Tagen, in verschiedenen Situationen, in einer anderen Umgebung der Patient nicht immer als solche genießen kann. Denn die besondere Stärke der Musik liegt darin, dass jeder von uns sie im Prozess des Wahrnehmens beim Hören neu erschafft. Jeder auf seine individuelle Art und Weise, abhängig von der aktuellen Befindlichkeit, dem persönlichen Geschmack und der Hörsituation (Gustorff und Hannich 2000, S. 131).

Wir setzen Musik im Sinne der umfassenden Betreuung ein. Sie kommt zum Einsatz, um für die Patienten den Tag so angenehm wie möglich zu gestalten, aber auch bei Unruhezuständen, Einschlafstörungen, bei hohem Muskeltonus. Ebenso ist die Musik für uns Pflegende eine Möglichkeit, mit unseren wahrnehmungsbeeinträchtigten Patienten dialogischen Kontakt aufzunehmen. Wir Pflegenden machen verschiedene Stimulationsangebote, es sind aber die Patienten, die entscheiden, ob sie diese Angebote annehmen. Häufig stellen wir uns die Frage, wie wir unsere Wachkoma-Patienten auf ihrer Ebene fördern und begleiten können.

Einige der Patienten erhalten regelmäßig von ausgebildeten Musiktherapeuten „Altorientalische Musiktherapie".

Ein weiteres Angebot war die Tomatis-Musiktherapie. Für uns war die Tomatis-Musiktherapie eine Arbeit mit dem Unbekannten, dem wir aber genügend Zeit und Raum zur Verfügung gestellt haben. Nach den Forschungen von Dr. Alfred Tomatis, er war Musiktherapeut und Hals-Nasen-Ohrenarzt, drückt sich die gesamte Kommunikation in der Hörfähigkeit aus.

In gemeinsamen interdisziplinären Planungssitzungen haben wir beschlossen, keine Forschungsarbeit im eigentlichen Sinn, sondern ein erstes Pilotprojekt mit ausführlicher Dokumentation durchzuführen. Die Musiktherapeutin hat nach dem Einverständnis der Angehörigen und nach erhobener Patientenanamnese bei 6 Patienten ein spezielles Konzept für den Beginn der Hörkur erstellt.

Die Hörkur erfolgte in zwei Teilen zu je 10 Tagen. Das erste grundlegende Ziel der Musiktherapeutin bestand in der Erreichung einer bestmöglichen Akzeptanz der neuartigen Hörerfahrung, der Musik, des Tragens von Kopfhörern und auch ihrer Person als ständiger Betreuerin und Beobachterin.

Die Beobachtungen, die wir Pflegenden machten, wurden in der dafür vorgesehenen Dokumentation schriftlich festgehalten. In regelmäßig stattfindenden interdisziplinären Besprechungen versuchten wir die Eigenbeobachtungen der Pflege und die Beobachtungen der Musiktherapeutin zu versachlichen.

Unsere Beobachtungskriterien

– Atmung – veränderter Atemrhythmus, oberflächliche oder tiefe Atmung, Atemfrequenz;
– Augen – Augenzwinkern, Blickkontakt, wendet Blick nach;
– Bewegungen – Eigenbewegungen, tonische Körpersignale, globale oder differenzierte Bewegungen;
– Gesten und Gebärden – Wünsche und Absichten;
– Mimik – Schmerz, Lächeln, Wohlbefinden;
– Vegetative Körpersignale – Erröten, Speichelfluss, Schwitzen.

Auswirkung der Tomatis-Hörkur an einem Fallbeispiel

Alter und Geschlecht: 55 Jahre, männlich
Diagnose: Apallisches Syndrom nach Verkehrsunfall

Kurzbiografie. Hr. J. ist ledig, hat keine Kontaktperson. Seine Mutter, die ihn täglich besucht hat, ist vor ca. einem Jahr verstorben. Die Ehefrau eines Mitpatienten betreut Hrn. J. mit, wenn sie zu Besuch kommt. Seine Hobbys: TV, besonders Fußballspiele, Lieblingsmusik Beat und Schlager.

Ausgangssituation. Hr. J. befindet sich im Remissionsstadium 4, in der Remissionsverlaufsskala hat er 63 Punkte (von erreichbaren 100 Punkten), in der Skala für expressive Kommunikation und Selbstaktualisierung hat er 24 Punkte (von erreichbaren 38 Punkten). Hr. J. ist in der Lage, wenige Wörter verbal zu äußern, diese sind vor allem „Ja", „Nein" und „Sicher". Er neigt zur verbaler Enthemmung und antwortet auf einen Gruß meist mit „Trottel" oder „Geh weg". Noch nie hat Hr. J. den Pflegepersonen gegenüber seine Bedürfnisse verbal geäußert. Immer wieder führt er mit seiner rechten Hand Wischbewegungen im Gesicht durch und zeigt häufig motorische Unruhe. Hr. J. wäscht sich mit Unterstützung der Pflegepersonen nach Affolter beim Waschbecken. Unter Anleitung und Unterstützung erfolgt auch das Ankleiden. Den Vormittag verbringt er im Zimmer oder im Aufenthaltsraum am liebsten vor dem Fernseher. Er zeigt keinerlei Regung bei der Frage, ob er einen Ausflug mitmachen möchte. Seine Antwort lautet „Ja" oder „Sicher". Im weiteren Verlauf verfolgte er unsicher, aber sehr aufmerksam das Handeln der Musiktherapeutin. Diese fragte Hrn. J. jeden Tag, ob er sich auf die Musiktherapie freue. Er antwortete stets „Sicher".

Nach den ersten Musiktherapiesitzungen begann Hr. J. plötzlich, sich gewählt auszudrücken. Er beantwortete die Frage der Musiktherapeutin mit „Ich warte schon auf Sie". In weiterer Folge begann er auch den Pflegepersonen gegenüber seine Wünsche und Bedürfnisse zu äußern. Die Pflegeperson wollte in gewohnter Weise Hrn. J. beim Waschen am Waschbecken unterstützen, als er plötzlich sagte: „Ich möchte mich duschen". Mit großer Freude erfüllte die

Pflegeperson ihm diesen Wunsch. Selbst den Wunsch nach einer zusätzlichen Tasse Kaffee äußert er jetzt. Mittlerweile sagt er Sätze wie „Ich bin ja vollständig auf eure Hilfe angewiesen". Die Frage, ob er einen Ausflug mitmachen möchte, beantwortet er jetzt mit „Ich freue mich schon darauf". „Gibt es auch etwas zu trinken?" Zur Freude aller äußert er jetzt immer öfter seine Wünsche und Absichten und beginnt auch deutlich Emotionen wie Freude zu zeigen. Völlig überrascht waren wir, als er zu einer Pflegekraft sagte, er wisse nicht mehr, wie er zu uns gekommen sei. Seine verbalen Äußerungen wie „Trottel" hören wir nach wie vor, nur eben wesentlich seltener. Es kam zu einer deutlichen Verbesserung seiner sozialen Verhaltensweisen. Seine Wischbewegungen mit der rechten Hand im Gesicht wie seine motorischen Unruhezustände haben sich ebenso reduziert.

Nach der 20. Musiktherapiesitzung. Remissionsverlaufsskala: 63 Punkte; Skala für expressive Kommunikation und Selbstaktualisierung: 34 Punkte.

An diesem Fallbeispiel wird deutlich, dass mit Musiktherapie eine emotionale Aktivierung und eine Verbesserung der Stimmungslage erreicht werden kann. Musiktherapie ist ein Angebot, um unser vorrangiges Ziel, mit dem Wachkoma-Patienten auf verschiedenen Ebenen zu kommunizieren und damit die Lebensqualität zu verbessern, zu erreichen.

Arbeit mit Förderplan

Die individuelle Förderung von Wachkoma-Patienten erfordert von der Pflege ein hohes Maß an Fachkompetenz. Zielsetzungen erfolgen grundsätzlich im Team, dann aber ist die feste Zuständigkeit Einzelner erforderlich.

Wir gehen bei der Förderung immer von einem positiven Ansatz aus, und definieren den Patienten nicht als Summe von Defiziten.

Die Entscheidung, einen Förderplan zu erstellen, ist ein sich schrittweise entwickelnder Prozess. Ob und wie der Förderplan erstellt wird, wird nicht nach der Anamnese entschieden, sondern im Rahmen eines durchaus individuell verschieden langen Zeitraumes gemeinsamer Arbeit mit dem Patienten.

Wesentlich aber ist die gemeinsame Entscheidungsfindung im multiprofessionellen Team, welche im Rahmen einer regelmäßig stattfindenden Fallbesprechung getroffen wird.

Erstellt wird der Förderplan dann von der Bezugspflegeperson, da eine positiv-emotionale Beziehung zwischen Pflegeperson und Patient von Bedeutung ist.

Der Förderplan beschreibt die Ressourcen und Defizite des Patienten sowie das Maß der jeweils individuell notwendigen Unterstützung und legt die geeigneten Maßnahmen fest.

Festgelegt werden auch die Zielsetzungen, Zeitbegrenzungen, Vereinbarungen mit Angehörigen und Kontrolle bezüglich des Erreichens der Maßnahmen.

Zwecke des Förderplans
- systematisches Erheben von Informationen über den Patienten;
- Festlegung von Förderschwerpunkten und Zielen mit Patienten, Angehörigen, interdisziplinärem Team;
- regelmäßige Evaluierung über den Prozess der Förderung, Veränderungen, Erfolge.

Die wesentlichsten Arbeitsschritte
- Informationen aufnehmen:
  Pflegeanamnese
  Information aus Krankengeschichte
  Kontaktaufnahme mit den Angehörigen
  Biografieerhebung
  Eigen- und Fremdbeobachtung
- Informationen auswerten
- Ziele formulieren
- Maßnahmen und Vereinbarungen treffen
- eventuell neue Ziele formulieren oder Maßnahmen verändern

Inhalte eines Förderplanes
- physische, psychische, soziale Ziele
- Nah- und Fernziele
- Art und Umfang der Betreuung
- Aufgaben der Angehörigen
- Pflegekonzepte
- konkreter Zeitplan
- Verlaufskontrolle

Durch die gemeinsame Erstellung eines Förderplanes werden die eigenen Wahrnehmungen geübt und durch Eigen- und Fremdevaluierung relativiert und bereichert. Aufgrund der gemeinsamen Bearbeitung im Team ergänzen sich die Erfahrungen und Kenntnisse aller Teammitglieder, was wiederum eine Zunahme der Kreativität bewirkt.

Die Bewertungen, Urteile und Beobachtungen werden durch die gemeinsamen Besprechungen versachlicht.

Durch Teamarbeit wird die Anwendung der Betreuungskonzepte und Techniken vielseitiger und patientenorientierter.

Fallbeispiel

Alter und Geschlecht: 45 Jahre, männlich
Diagnose: Apallisches Syndrom nach Sturz

Auszug aus Biografie. Die Hobbys von Hrn. P. waren vor allem „Boden- und Geräteturnen", er nahm auch an Leichtathletikturnieren teil. Seine weiteren

Lieblingsbeschäftigungen waren Rad fahren und Motorrad fahren. Zur Familie besteht kein Kontakt. Er erhält aber in regelmäßigen Abständen Besuch von seinem Jugendfreund.

Herr P. befindet sich im Remissionsstadium 2 und ist tetraplegisch. Nach der Kornährenfeldübung hat er für kurze Zeit Kopf- und Rumpfkontrolle, kann dadurch frei am Boden oder auf dem Sessel sitzen. Er hat die Augen geöffnet, hält nur kurz Blickkontakt, wendet den Blick nicht nach. Auf Ansprache reagiert er mit starker Unruhe, starker Verschleimung, vermehrtem Schwitzen und erhöhtem Speichelfluss.

Unser Ziel. Förderung der Wahrnehmung und Zunahme von Lebensqualität durch Reduzierung der vegetativen Symptomatik in einem Beobachtungszeitraum von 3 Monaten.

Geplante Maßnahmen. Begrüßungsritual, je nach Bedürfnis eine belebende oder beruhigende Ganzkörperwaschung (BGKW) unter Miteinbeziehung der an der ACU implementierten Pflegekonzepte. 2 × wöchentlich (Dienstag und Freitag) Bodenarbeit. Zwischen den Pflegehandlungen halbstündige Ruhephasen. Tägliche Mobilisierung in den Rollstuhl, in den Sessel und wieder in den Rollstuhl durch eine Pflegeperson nach Kinästhetik.

Begrüßungsritual. Ansprache mit Vornamen und Initialberührung – rechte Hand geben lassen, Hrn. P. dazu auffordern und zuwarten. Zeigt Hr. P. keine Reaktion, dann seine rechte Hand nehmen und ihn begrüßen. Dieses Begrüßungsritual ist von allen Betreuungs- und Bezugspersonen bei jedem Erstkontakt und auch beim Abschied durchzuführen. Für jeden ersichtlich ist die Initialberührung am Kopfende seines Bettes angebracht.

Beruhigende Ganzkörperwaschung im Bett. Die Pflegehandlung wird verbal, mit eher leiser, gesenkter Stimme und Initialberührung eingeleitet. Hr. P. wird von Anfang an in die Pflegehandlung mit einbezogen. Er wird nach kinästhetischen Prinzipien unter Einbeziehung des Affolter-Konzeptes im Bett in Sitzposition gebracht. Dazu wird erst das rechte Bein bewegt. Beim Zurücklegen des Beines auf die stabile Unterlage erfolgt durch die Pflegeperson mit Hrn. P. die taktile Informationssuche (leichter Druck mit Wippbewegungen, um Hrn. P. die Lage des Beines auf der Unterlage bewusst zu machen). Pflegeperson und Patient spüren die Unterlage. Danach bewegt die Pflegeperson leicht die Hüfte von Hrn. P. auf der Unterlage, damit er spürt, wo sich sein Körper befindet und wie sich seine Umwelt verändert hat. Anschließend wird die linke Seite von Hrn. P. auf die gleiche Weise bewegt. So weiß Hr. P., wo er sich in seiner Umwelt befindet, es kommt zu keiner Tonuserhöhung und zu keinen Angstzuständen. Auf keinen Fall darf in die beweglichen Zwischenräume (wie z. B. Handgelenk, Kniegelenk) gefasst werden. Das bedeutet, dass Hr. P. nicht von mehreren Pflegepersonen gehoben wird, sondern dass er sich Schritt für Schritt im Bett weiterbewegt und damit die Bewegung nachvollziehen kann. Befindet sich Hr. P. in Sitzposition, werden zuerst seine Hände ins Waschwasser getaucht, um mit dem Medium „Wasser" in Kontakt zu kommen.

Würden wir mit dem nassen Waschlappen sofort das Gesicht waschen, würde dies zu Abwehrreaktionen in Form von Globalbewegungen und erhöhtem Muskeltonus führen. Diese Stresssituation würde auch zu einer vegetativen Antwort in Form von massiver Transpiration führen. Das Waschwasser enthält den persönlichen Waschzusatz von Hrn. P. gemäß seiner Biografie. Die Pflegeperson steht seitlich. Anschließend wird Hr. P. unter Miteinbeziehung seiner linken Hand ein weicher Waschlappen über die rechte Hand gestreift. Nun führt die Pflegeperson langsam die Hand von Hrn. P. zum Oberkörper und wäscht diesen geführt. Toleriert er diese Pflegehandlung, wird seine Hand langsam zum Gesicht geführt. In derselben Weise erfolgt auch das Abtrocknen. Die Führung des Waschlappens erfolgt in Haarwuchsrichtung, wobei die Berührung immer wieder neu angesetzt wird. Während dieser gemeinsamen Arbeit mit Hrn. P. wird kaum gesprochen, um ihm nicht die Spürinformation zu nehmen. Beendet wird die BGKW mit deutlichen Berührungen.

Bodenarbeit. Zur Bodenarbeit verwenden wir Turnmatten und zum Nachbau eines Motorrades verwenden wir Lagerungshilfsmittel (große Würfel).

Evaluierung. Nach 4 Wochen konsequenter Durchführung der geplanten Maßnahmen war eine gewisse Ruhe und Aufmerksamkeit zu beobachten. Beim Sitzen auf der Turnmatte am Boden zeigt er eine vollständige Kopf- und Rumpfkontrolle für ca. 15 Minuten. Zum Evaluierungszeitpunkt konnten wir eine deutliche Abnahme der vegetativen Symptomatik dokumentieren, ebenso kam es zu einer Steigerung der Aufmerksamkeit. Er hält jetzt Blickkontakt und wendet den Kopf (derzeit noch personenbezogen) nach. Insgesamt kam es zu einer bemerkenswerten Verbesserung seines Allgemeinzustandes, und er zeigt für alle deutlich sichtbares Wohlbefinden.

Aromatherapie

In der ganzheitlichen Pflege und Betreuung von Wachkoma-Patienten bieten uns ätherische Öle vielfältige Anwendungsmöglichkeiten.

Aromapflege wirkt sich positiv auf das Wohlbefinden aus, da die Anwendung stimulierend, stärkend, prophylaktisch, aber auch heilender Art ist. Zum Einsatz kommen ätherische Öle aber auch, um eine angenehme Atmosphäre im Patientenzimmer zu schaffen. Weiters unterstützen sie die Anregung der Selbstheilungskräfte. Verdünnt, in Form von Massagen, Bädern und Kompressen, auf die Haut aufgebracht, wirken sie nicht nur auf die Haut, sondern auch auf Körper und Psyche.

Die derzeit beliebteste Art der Anwendung auf der ACU ist das Verdampfen in der Aromalampe. Wir verwenden Aromalampen oder elektrische Aromasteine.

Die Dosierung der Essenzen erfolgt unterschiedlich, da einige Essenzen eher flüchtig, andere wieder sehr konzentriert sind. Die Tropfenanzahl, die man in die Duftlampe gibt, hängt also von der verwendeten Essenz und von der

Raumgröße ab. Bis auf wenige Ausnahmen dürfen ätherische Öle nur in Trägerölen oder sonstigen Mischungen verwendet werden.

Bestimmte Düfte rufen Erinnerungen hervor und lösen in weiterer Folge Handlungen aus. Wenn wir atmen, riechen wir, und somit werden sehr viele Informationen aus der Umwelt aufgenommen. Geruch löst immer Gefühle aus. Wir verbinden Geruch immer mit „angenehm" oder „unangenehm". Da die Duftmoleküle über die Nase vom Organismus aufgenommen werden, sollten auch für die Raumbeduftung nur hochwertige Öle verwendet werden.

Ein wesentliches Qualitätsmerkmal ist die Etikett-Kennzeichnung:

- deutscher und lateinischer Name;
- Chargennummer;
- 100% natürliches ätherisches Öl;
- Ablaufdatum;
- Herkunftsland;
- Gewinnungsverfahren (z. B. Alkohol);
- Pflanzenteil (Blüte oder Wurzel);
- Abfüllmenge in Millilitern;
- Art des Anbaus (konventionell, kontrolliert, biologisch, kontrollierte Wildsammlung);
- zähflüssige ätherische Öle wie Benzoe und Myrrhe werden in Alkohol oder Jojoba gelöst, um sie anwendungsfreundlicher zu machen, hier muss der Zusatz in Millilitern angegeben sein;
- Herstellerfirma;
- es muss „Zur Raumbeduftung" und „Vor Kinder sicher aufbewahren" angegeben sein;
- Tropfenzähler und eventuell kindersicherer Verschluss sollten vorhanden sein;
- Abfüllung in braunen oder violetten Flaschen.

Eine weitere Anwendungsform ist derzeit die Pfefferminzwaschung bei hohem Fieber. In der kalten Jahreszeit mischen wir Cajeput und Eukalyptus, um einer Grippe vorzubeugen. Geplant ist, dass wir die Aromapflege, von deren Wirksamkeit wir uns schon überzeugen konnten, als zusätzlich unterstützendes Angebot noch in anderen Bereichen mit einbeziehen werden.

Angehörige Aktiv

Da Angehörige mit ihrem Verhalten einen beträchtlichen Einfluss auf den Rehabilitationsverlauf und -erfolg haben, bedeuten sie auch einen Weg zur Außenwelt für den Wachkoma-Patienten. Als Folge der schweren Erkrankung und angesichts der veränderten Lebenssituation stehen Angehörige meist allein da, während sich um den betroffenen Patienten meist ein ganzes Team kümmert.

Häufig haben die Angehörigen keinen festen Ansprechpartner, an den sie sich mit Fragen und Problemen wenden können oder von dem sie systematisch begleitet, angeleitet, informiert und beraten werden.

Ziel der ACU ist die gemeinsame Arbeit mit den Angehörigen, nicht zuletzt auch zum Wohl der Wachkoma-Patienten.

Ein wesentliches Ziel des Erstkontaktes ist es, zwischen den Angehörigen und dem professionellen Team eine Vertrauensbasis zu schaffen, die eine weitere Zusammenarbeit ermöglicht, fördert und unterstützt. Dieses Gespräch beinhaltet die Ermittlung von Erwartungen, Kompetenzen und Problemen aus der Sicht der Angehörigen sowie die erste notwendige, gezielte Informationsweitergabe.

Inhalte des Erstkontaktgesprächs
– Aufklärung über Betreuungsumfang durch die Pflegeperson und den Stationsarzt;
– Klärung des Umfangs, in dem Angehörige oder ihre Vertreter bereit sind, betreuende Handlungen auszuführen (Pflegeplanung);
– Aushändigung und Erklärung von Informationsmaterial am 1. Tag der Aufnahme:
Tagesablauf,
Aktivitäts- und Therapieangebote,
Kurzfassung der implementierten Pflegekonzepte und Therapieangebote;
– Besprechung der Betreuungsziele;
– Terminvereinbarung bezüglich gewünschter Beratung und Einschulung der Angehörigen in Pflegekonzepte;
– Information über die Möglichkeit, dass bei Dauerbelastung (Angehörige) auch zu den fix stattfindenden Gesprächsterminen (Stationsschwester – Arzt) zusätzlich Termine zu Entlastungsgesprächen vereinbart werden können;
– Hinweis auf die Österreichische Wachkoma-Gesellschaft, eventuell Kontakt vermitteln – Information liegt auf der Station auf.

Entschließen sich Angehörige, Pflegehandlungen(an ihrem eigenen Patienten) oder die Freizeitgestaltung von mehreren Wachkoma-Patienten zu übernehmen, erhalten sie gezielt und kontinuierlich aufbauend Information, Beratung und Anleitung.

Die Betreuung dieser Patientengruppe und des betreuenden Angehörigen erfolgt wie bisher durch die diensthabende Bezugspflegeperson.

Die Angehörigenarbeit erfolgt nicht zufällig, sondern wird im Rahmen der Pflegeplanung im Pflegeprozess bewusst berücksichtigt.

Anhang:
Pflegestandards, Checklisten, Arbeitspläne

Waschung nach Affolter

Indikation
- Patient ist nicht in der Lage, die Körperpflege selbständig durchzuführen
- insbesondere bei Patienten, die den Bezug zum eigenen Körperschema verloren haben

Kontraindikationen
- Zeichen von Schmerzen
- Zeichen der Ermüdung und Erschöpfung des Patienten

Ziel
- Wachheit und Aufmerksamkeit fördern
- Regulierung des Muskeltonus
- Bewusstmachen des Körperschemas/der Körpergrenzen

Anzahl u. Qualifikation der Pflegepersonen
- 1 speziell geschulte Person

Häufigkeit
- je nach Zustand des Patienten

Vorbereitung

Patient
- Pflegeperson stellt sich vor, gleichzeitig Initialberührung
- Den Patienten über die Pflegehandlung informieren
- Den Patienten in Rückenlage mit erhöhtem Oberkörper lagern
- Bei Patienten in Luftkissenbetten – Bett in Arbeitsstellung bringen (wenn möglich)

Umgebung
- Bett in Arbeitshöhe bringen
- Intimsphäre des Patienten wahren
- Für Ruhe im Raum sorgen
- Gespräche mit dem Patienten oder anderen Personen sind zu vermeiden (Patient soll nicht abgelenkt werden)

Material
- je nachdem, ob diese Waschung mit der beruhigenden oder der belebenden Ganzkörperwaschung kombiniert wird

Persönlich
- Hygienische Händedesinfektion
- Nach Möglichkeit ohne Handschuhe

Durchführung
- Waschung erfolgt nach denselben Prinzipien wie die beruhigende oder belebende Waschung nach Basaler Stimulation in der Pflege®.
- Nach jeder Aktion (z. B. Waschen einer OE, Abtrocknen) bzw. Lageveränderung beim Patienten legt die Pflegeperson beide Hände auf die betreffende Extremität. Mit leichtem Druck und Wippbewegungen wird dem Patienten die Lage der Extremität auf der Unterlage bewusst gemacht (Informationssuche).
- Durch Druckausübung mit flacher Hand an der Hüfte des Patienten (rechts oder links) wird der Körper auf der Unterlage bewegt, sodass der Patient die Lage seines gesamten Körpers auf dieser wahrnehmen kann (Bestätigung).
- Waschen des Gesichtes wird geführt mit einer Hand des Patienten (wenn Zustand des Patienten dies ermöglicht) durchgeführt.
- Dauer: ca. 30 Minuten

Dokumentation
- Auf physische, psychische, emotionale Reaktionen des Patienten, Besonderheiten und Komplikationen achten und diese schriftlich in der Patientenakte festhalten.

Bobath-orientierte Ganzkörperwaschung

Indikation
- Hemiplegie/-parese

Kontraindikation
- nicht während der Akutphase

Anzahl u. Qualifikation der Pflegeperson
- 1 geschulte Pflegeperson

Häufigkeit
- abhängig vom Zustand des Patienten und der geplanten Angebote

Dauer
- ca. 20 Minuten

Vorbereitung

Patient
- Pflegeperson stellt sich vor, gleichzeitig Initialberührung
- Den Patienten über den Zweck und den Vorgang informieren
- Patienten je nach Möglichkeit in Oberkörper-Hochlagerung bringen

Umgebung
- Fenster schließen
- Raum soll angenehm temperiert sein
- Zugluft vermeiden
- Unnötige Lärmquellen ausschalten

Materialien
- Warmes Wasser (37–40 °C)
- Waschlappen
- Handtuch
- Sonstige individuell notwendige Materialien vorbereiten, um nicht ständig vom Patienten weglaufen zu müssen

Persönlich
- Hygienische Händedesinfektion

Durchführung
- Die Waschung erfolgt in Oberkörperhochlage des Patienten.
- Der Patient soll nach Möglichkeit die Waschbewegungen der Pflegeperson visuell verfolgen.
- Die Pflegeperson spricht bei der Waschung der betroffenen Seite des

Patienten laut mit und gibt ihm so Information, an welcher Stelle des Körpers des Patienten gerade die Waschung erfolgt.
- Die Pflegeperson steht neben der betroffenen Seite des Patienten.
- Die Pflegeperson beginnt nun umfassend von den Fingerspitzen der nicht betroffenen oberen Extremität des Patienten über die Körpermitte hin zur betroffenen Extremität, bis zu den Fingerspitzen, zu waschen.
- Dieser Vorgang wird beim Waschen und beim Abtrocknen je 3× durchgeführt.
- Danach wird der Oberkörper von der nicht betroffenen Seite über die Körpermitte zur betroffenen Seite hin gewaschen. Die Hände der Pflegeperson liegen dabei nebeneinander gelegt am oberen Brustkorbbereich und wandern dann versetzt nach unten bis zum Unterbauch. Die Waschrichtung von der nicht betroffenen zur betroffenen Körperhälfte hin wird dabei stets beibehalten.
- Als nächstes wird das Gesicht gewaschen. Vom Kinn der nicht betroffenen Gesichtshälfte über die Wange und Stirn bis über die Körpermitte, bis zum Kinnansatz der betroffenen Seite. Augen, Nase und Mund werden wie bei der beruhigenden Waschung gepflegt.
- Der Patient wird nun zur Pflegeperson gedreht, so kann nun der Rücken von oben nach unten mit nebeneinander aufliegenden Händen von der Schulter bis zum Kreuzbein gewaschen werden. Prinzipielle Vorgangsweise wie bei der Waschung der Oberkörper-Vorderseite.
- Die Beine werden umfassend von den Zehen der nicht betroffenen Seite, umfassend über den Unterschenkel zur Vorderseite des Oberschenkels der nicht betroffenen Seite, über die Körpermitte zur Vorderseite des Oberschenkels der betroffenen Seite, umfassend über den Unterschenkel der betroffenen Seite nach vor bis zu den Zehenspitzen gewaschen, und die Zehen werden einzeln nacheinander gewaschen.
- Die Rückseite der Oberschenkel wird in Seitenlage von der Kniekehle der nicht betroffenen Seite über die Körpermitte bis zur Kniekehle der betroffenen Seite hin gewaschen.
- Genital- und Analpflege erfolgt nach üblichen Standards vor oder nach der Waschung.
- Wichtig: Der Druck in den Händen der Pflegeperson wird jeweils über der Körpermitte des Patienten noch gesteigert und bis zum Ende der jeweiligen betroffenen Körperpartie beibehalten. Dadurch wird es möglich, die sich an der Körpermitte überlappenden Nervenbahnen in der betroffenen Seite zu stimulieren.

Dokumentation
- Auf physische, psychische, emotionale Reaktionen des Patienten, Besonderheiten und Komplikationen achten und diese schriftlich in der Patientenakte festhalten.

Diametrale Ganzkörper- oder Teilkörperwaschung oder -einreibung

Indikation
- Kontrakturen(prophylaxe)

Anzahl u. Qualifikation der Pflegepersonen
- 1 geschulte Pflegeperson

Häufigkeit
- prinzipiell abhängig vom Zustand des Patienten und der geplanten Angebote

Richtlinie
- *Als Waschung:* 1 × täglich bzw. alternierend (je nach Stärke der Kontrakturen bzw. je nach Notwendigkeit als prophylaktisches Angebot) mit anderen wahrnehmungsfördernden Waschungen
- *Als Einreibung:* diese wird spezifisch nur an betroffenen Extremitäten angewendet. Als Therapieform sollte dies ca. 5 × bis 6 × täglich (je nach Ausprägung der Kontraktur oder des Risikos) an entsprechender Extremität erfolgen

Dauer
- *Als Waschung:* ca. 20 Minuten
- *Als Einreibung:* pro Extremität ca. 5–10 Minuten je nach Ausprägung oder Risiko

Vorbereitung

Patient
- Pflegeperson stellt sich vor, gleichzeitig Initialberührung
- Den Patienten über den Zweck und den Vorgang informieren
- Patienten je nach Möglichkeit in Oberkörper-Hochlagerung bringen

Umgebung
- Fenster schließen
- Raum soll angenehm temperiert sein
- Zugluft vermeiden
- Unnötige Lärmquellen ausschalten

Materialien
- Warmes Wasser (37–40 °C)
- Waschlappen bzw. neutrales Hautöl

- Handtuch (bei Waschung)
- Sonstige individuell notwendige Materialien vorbereiten, um nicht ständig vom Patienten weglaufen zu müssen

Persönlich
- Hygienische Händedesinfektion

Durchführung
- Der Patient soll sich in einer für ihn angenehmen Position befinden.
- Bei einer diametralen Waschung wird der Körperstamm des Patienten nach beruhigenden Prinzipien gewaschen.
- Die zu behandelnden Extremitäten werden bei Behandlung frei gelagert.
- Die warmen Hände der Pflegeperson werden je eine proximal und eine distal der zu behandelnden Extremität aufgelegt.
- Nun wird mit kräftigem Druck (aber nicht zu fest, könnte durch Schmerzen die Kontraktur verstärken) mit beiden Händen gleichzeitig der Extremität entlanggestrichen. Mit der distal angelegten Hand nach proximal, mit der proximal angelegten Hand nach distal (je nach Spannungszustand der Muskulatur). Beide Hände sollten dabei aber gleichzeitig das entsprechende große „Mittelgelenk" (Ellbogen- oder Kniegelenk) passieren.
- Diese Bewegung soll 3× bis 5× wiederholt werden.

Dokumentation
- Auf physische, psychische, emotionale Reaktionen des Patienten, Besonderheiten und Komplikationen achten und diese schriftlich in der Patientenakte festhalten.

Orale und olfaktorische Stimulation

Indikation
- Der Patient ist in seiner Wahrnehmung beeinträchtigt
- Der Patient hat verminderte Speichelproduktion und dadurch besteht die Gefahr der trockenen Mund- und Rachenschleimhaut, trockene Lippen und sonstige pathologische Veränderungen

Ziel
- Den Mund bewusst zu machen
- Wahrnehmung durch Geschmack- und Geruchssinn zu fördern
- Mundmotorik und Mundmuskulatur zu erhalten
- Intakte Mundflora zu erhalten
- Vermeidung von pathologischen Veränderungen
- Schluckakt zu trainieren (ist nicht primäres Ziel, ergibt sich aber häufig im Rahmen der oralen Stimulation)

Anzahl u. Qualifikation der Pflegepersonen
- 1 speziell geschulte Person

Häufigkeit
- mindestens 1× bis 2 × täglich je nach Zustand des Patienten

Vorbereitung

Patient
- Initialberührung
- Den Patienten über das Angebot informieren
- Den Patienten in eine aufrechte Sitzposition bringen
- Auf eine stabile Kopf- und Körperhaltung achten

Umgebung
- Langsames Vorgehen, auf ruhige Atmosphäre achten
- Langsames Anbahnen über individuellen Zugangwege

Material
- Einen Spatel, Mullgaze oder eine Klemme und Kugeltupfer
- Verschiedenen Nahrungsmittel je nach Biographie
- Frisches Wasser, Mineralwasser oder Flüssigkeit gemäß Biographie
- Absauggerät

Persönlich
- Hygienische Händedesinfektion

– Ungepuderte, geruchlose Einmalhandschuhe bzw. Fingerling eventuell mit
  Mullgaze umwickeln

Durchführung
– Vor Durchführung der oralen Stimulation ist es sinnvoll, eine olfaktorische
  Stimulation durchzuführen, denn dadurch ist eine sofortige Einbringung
  von Fremdkörpern nicht notwendig und der Patient wird auf sanfte Weise
  auf das Öffnen des Mundes vorbereitet.
– Sanftes Berühren von der Wange ausgehend bis rund um den Mund.
– Danach Lippen bestreichen (mit verschiedenen Nahrungsmitteln oder für
  Patienten leckeren Flüssigkeiten). Dadurch erreicht man häufig ein Öffnen
  der Lippen.
– Vorsichtig zwischen Zähne und Lippen stimulieren; gleichzeitig kann auch
  Mundhygiene durchgeführt werden, sodass die Zunge und der Rachen-
  raum gereinigt und stimuliert werden können.
– Lippen anschließend mit Lippenbalsam gemäß Biographie pflegen.
– *Vorsicht!* Man sollte nicht mit den Fingern in die Mundhölle greifen (Beiß-
  reflex). Nahrung oder Flüssigkeit können oft nicht ausreichend transpor-
  tiert werden: *Aspirationsgefahr.*

Dokumentation
– Auf physische, psychische und emotionale Reaktion des Patienten, Besonderheiten und Komplikationen achten und diese schriftlich in der Patientenakte festhalten

Atemstimulierende Einreibung

Indikation
- Der Patient ist in seiner Wahrnehmung beeinträchtigt
- Der Patient atmet unruhig und unregelmäßig
- Der Patient ist ängstlich
- Der Patient weist einen hohen Blutdruck auf
- Der Patient leidet an Ein- und Durchschlafstörungen
- Der Patient hat Schmerzzustände oder eine labile Stimmungslage

Kontraindikation
- akuter Asthmaanfall

Ziel
- Körperwahrnehmung unterstützten
- Ruhige, gleichmäßige und tiefe Atmung wieder herbeiführen
- Aufmerksamkeit erhöhen
- Zugang zum Patienten finden und Beziehung aufbauen

Anzahl u. Qualifikation der Pflegepersonen
- 1 speziell geschulte Person
- eventuell 1 Person zum Assistieren

Häufigkeit
- je nach Zustand und Bedarf des Patienten

Vorbereitung

Patient
- Initialberührung
- Den Patienten über das Angebot informieren
- Den Patienten in eine aufrechte Sitzposition bzw. in eine 135°-Lagerung, oder Bauchlagerung bringen

Umgebung
- Langsames Vorgehen, auf ruhige Atmosphäre achten
- Unnötige Geräuschquellen ausschalten
- Fenster schließen und Raum gut temperieren

Material
- unparfümierte Lotion oder Fettcreme bzw. Lotionen gemäß Biographie

Persönlich
- Hygienische Händedesinfektion

– Nach Möglichkeit ohne Handschuhe, Hände anwärmen, ohne Schmuck und Uhren

Durchführung
– Den Patienten in entsprechende Position bringen.
– Fettcreme bzw. Lotion in den Handflächen verteilen und anwärmen.
– Beide Hände im Schulterbereich neben der Wirbelsäule auflegen.
– Hände mittels kreisenden Bewegungen Richtung Steiß führen, wobei spezifische Drücke ausgeübt werden:
– Mit Daumen und Zeigefingern und den dazugehörigen Handflächen rechts und links der Wirbelsäule starken Druck ausüben;
– Hände mit Druck nach außen drehen, wobei sich der Druck auf die kleinen Finger und die dazugehörigen Handflächen verlagert;
– den Kreis ohne Druck schließen;
– jeden Kreis atemsynchron durchführen; Einreibung nach physiologischem Atemrhythmus.
– Am Rückenende angelangt, werden die Hände versetzt zur Schulter gebracht, *eine Hand sollte immer am Rücken des Patienten sein.*
– Vorgang 5- bis 8-mal wiederholen, am Ende mit deutlichem Abstreichen vom Nacken zum Steiß; Hände nicht gleichzeitig vom Körper nehmen!
– Dauer: 3–5 Minuten (bei Bedarf auch länger).

Dokumentation
– Auf physische, psychische und emotionale Reaktion des Patienten, Besonderheiten und Komplikationen achten und diese schriftlich in der Patientenakte festhalten

Tipp
Die atemstimulierende Einreibung kann je nach Möglichkeit auch auf der Brust oder halbseitig durchgeführt werden.

Vestibuläre Stimulation 1

Indikation
- Schwerkraftempfinden des Patienten ist herabgesetzt
- Der Patient hat Bezug zu seinem Körper und Körperschema und der Umgebung verloren
- Der Patient hat das räumliche Darstellungsvermögen verloren
- Der Gleichgewichtssinn ist stark geschwächt

Ziel
- Schwerkraftempfinden erhöhen
- Dem Patienten helfen, einen Bezug zu seinem Körper wiederherzustellen
- Räumliche Orientierung verbessern
- Gleichgewichtsinn verbessern

Anzahl u. Qualifikation der Pflegepersonen
- 1 speziell geschulte Person

Häufigkeit
- abhängig vom Zustand des Patienten

Vorbereitung

Patient
- Initialberührung
- Den Patienten über das Angebot informieren

Umgebung
- Angenehme Atmosphäre schaffen
- Unnötige Geräuschquellen ausschalten

Persönlich
- Hygienische Händedesinfektion

Kopfdrehbewegungen

Durchführung
- Der Kopf des Patienten wird in die nebeneinander gehaltenen Hände der Betreuungsperson gelegt (wenn Patient liegt), beim sitzenden Patienten umfasst die Betreuungsperson, die hinter dem Patienten steht, den Kopf links und rechts.
- Die Betreuungsperson führt sehr langsame Drehbewegungen mit dem Kopf und der Halswirbelsäule des Patienten abwechselnd nach links und rechts durch. Der Radius sollte dabei eher gering sein, da der Patient durch die

Verteilung der Lymphe diese Bewegungen stärker wahrnimmt, als sie in Wirklichkeit durchgeführt werden.
– Dauer: ca. 1–2 Minuten.

Tipp
– Kopf kann auch in ein Handtuch gelegt werden (Nachteil: geringe Kopfkontrolle).

Schaukelbewegungen des Oberkörpers des Patienten im Bett

Durchführung
– Bei dieser Übung muss sich die Betreuungsperson in das Bett des Patienten hinter dessen Oberkörper begeben.
– Der Oberkörper des Patienten liegt auf der Brust der Betreuungsperson und beide Oberkörper sollten dabei so aufrecht sein, wie es der Zustand des Patienten erlaubt.
– Die Beine der Betreuungsperson befinden sich links und rechts von den Beinen des Patienten und sind leicht angewinkelt; die Beine unterstützen die Schaukelbewegung.
– Die Betreuungsperson sollte dabei eventuell in ruhiger Tonlage und langsam mit dem Patienten sprechen, so wird der Patient gleichzeitig auch vibratorisch stimuliert.
– Anfangs mit kleinem Radius beginnen und vorsichtig steigern.
– Dauer: ca. 3–5 Minuten.

Dokumentation
– Auf physische, psychische und emotionale Reaktion des Patienten, Besonderheiten und Komplikationen achten und diese schriftlich in der Patientenakte festhalten

Vestibuläre Stimulation 2

Indikation
- Der Patient hat Bezug zu seinem Körper und Körperschema und der Umgebung verloren
- Der Patient hat das räumliche Darstellungsvermögen verloren
- Der Gleichgewichtssinn ist stark geschwächt

Ziel
- Dem Patienten helfen, einen Bezug zu seinem Körper wiederherzustellen
- Räumliche Orientierung verbessern
- Gleichgewichtsinn verbessern

Anzahl u. Qualifikation der Pflegepersonen
- 1 speziell geschulte Person

Häufigkeit
- abhängig vom Zustand des Patienten oder gemäß Arztanordnung

Vorbereitung

Patient
- Initialberührung
- Den Patienten über das Angebot informieren

Umgebung
- Angenehme Atmosphäre schaffen
- Unnötige Geräuschquellen ausschalten

Persönlich
- Hygienische Händedesinfektion

Schaukelbewegungen der Beine des Patienten im Bett

Durchführung
- Die Betreuungsperson sitzt am Fußende des Bettes und winkelt die Beine des Patienten leicht an und legt sich die Füße des Patienten an die Brust.
- Die Betreuungsperson führt sehr langsame Schaukelbewegungen nach links und nach rechts mit den Beinen des Patienten durch.
- Auch hier kann die Betreuungsperson dabei sprechen (siehe „Schaukelbewegungen des Oberkörpers").
- Dauer: ca. 3–5 Minuten (bei Bedarf auch länger).

Kornährenfeldübung

Durchführung
– Der Patient wird zum Querbett aufgesetzt
– Die *Beine des Patienten müssen den Boden berühren*, damit eine gewisse „Stand-haftigkeit" vermittelt wird.
– Die Betreuungsperson kniet im Bett hinter dem Patienten, umfasst ihn mit der einen Hand um die Mitte (ca. im Nabelbereich oder Brustbein) und mit der anderen Hand an der Stirn (Betreuungsperson und Patient sitzen im direkten Kontakt Brust an Rücken).
– Die Betreuungsperson führt sehr langsame Kreisbewegungen *(jede einzelne Drehung sollte ca. 8–12 Sekunden dauern)* mit dem Oberkörper des Patienten durch, abwechselnd dreimal nach rechts und dreimal nach links, ca. 3–5 Minuten.
– Die Kreisbewegungen sollten einen Radius von 20 cm nicht überschreiten, ansonst Schwindelgefahr und Übelkeit!

Dokumentation
– Auf physische, psychische und emotionale Reaktion des Patienten, Beson-derheiten und Komplikationen achten und diese schriftlich in der Patien-tenakte festhalten

Tipp
– Wenn direkter Bodenkontakt nicht möglich ist, dann können auch Fuß-schemel oder Ähnliches verwendet werden.

Vestibuläre Stimulation 3

Vorgehen bei Spastiken und Kontrakturen (Schaukelbewegungen in Seitenlage)

2 Prinzipien
- Heraus aus der Rückenlage!
- Von der Peripherie aus wird keine Spastik gelöst – immer von rumpfnah nach rumpffern!

Indikation
- Patienten mit bestehenden Kontrakturen bzw. Spastiken
- Patienten mit erhöhtem Risiko einer Kontraktur- bzw. Spastikentwicklung
- Patienten, die sich aktiv nicht oder nur minimal bewegen können, zur zusätzlichen vestibulären Stimulation

Anzahl u. Qualifikation der Pflegepersonen
- 1 speziell geschulte Pflegeperson

Häufigkeit
- 1 × bis 2 × täglich; bei Bedarf auch öfter (bei jedem Lagewechsel leichte Schaukelbewegung möglich)

Dauer
- 2–5 Minuten (kann bei Bedarf und je nach Reaktion des Patienten auch länger dauern; max. jedoch 10 Minuten)

Vorbereitung

Patient
- Pflegeperson stellt sich vor, gleichzeitig Initialberührung
- Den Patienten über den Zweck und Vorgang des Angebots informieren
- Den Patienten in Seitenlage (rechts oder links) bringen

Material
- Bei Bedarf und nach Möglichkeit während dem speziellen Angebot Weichlagerungen aufheben
- Seitenteile am Bett hoch klappen (v. a. jenen Seitenteil, auf den der Patient den Blick gerichtet hat)
- Bett flach stellen und gesamte Betthöhe möglichst tief nach unten stellen

Umgebung
- Fenster schließen, Zugluft vermeiden, der Raum soll angenehm temperiert sein
- Ruhige Atmosphäre im Raum

Persönlich
- Hygienische Händedesinfektion

Durchführung

Angebot 1
Der Patient liegt in Seitenlage. Man legt die Hand unter die Achsel seitlich auf den Brustkorb des Patienten. Dann legt man die andere Hand seitlich auf die Beckenschaufel. Nun schaukelt man den Patienten mit beiden Händen langsam symmetrisch vor und zurück.

Angebot 2
Der Patient liegt in Seitenlage. Die Hände des Pflegenden liegen auf dem Patienten wie bei Maßnahme 1. Nun verändert man die Schaukelbewegung durch eine langsam gesteigerte Dehnung von Schulter und Becken gegeneinander. Dadurch werden die Körperachsen gegeneinander gedreht.

Angebot 3
Der Patient befindet sich in Seitenlage. Die Hände der Pflegeperson liegen auf dem Patienten wie in Maßnahme 1 und 2. Nun stabilisiert man die Beckenschaufel mit der darauf liegenden Hand in der Grundstellung, mit der anderen Hand schaukelt man die Schulter sanft nach vorne.

Dokumentation
- Auf physische, psychische, emotionale Reaktionen des Patienten, Besonderheiten und Komplikationen achten und diese schriftlich in der Patientenakte festhalten.

Vibratorische Stimulation

Problem
- Der Patient hat Bezug zu seinem Körper und Körperschema verloren

Ziel
- Dem Patienten helfen, einen Bezug zu seinem Körper wiederherzustellen – Körperschema und Körpergrenzen bewusst machen, Körpererfahrung
- Körperinformationen über Skelettsystem vermitteln (Tiefensensibilität)
- Je nach Zielsetzung die Aufmerksamkeit erhöhen bzw. Entspannung erreichen
- Änderung des Muskeltonus erreichen

Anzahl u. Qualifikation der Pflegepersonen:
- 1 speziell geschulte Person

Häufigkeit
- je nach Zustand des Patienten

Vorbereitung

Patient
- Initialberührung
- Den Patienten über das Angebot informieren

Umgebung
- Angenehme Atmosphäre schaffen
- Unnötige Geräuschquellen ausschalten

Material
- Massagestab für Vibrationsmassage, Vibrationskissen bzw. -schlange
- Elektrischer Rasierapparat, elektrische Zahnbürste etc. für vibratorische Stimulation

Persönlich
- Hygienische Händedesinfektion

Durchführung
- Massagestab an den Knochen und Gelenken ansetzten (Schulter-, Hand-, Hüft-, Kniegelenk, Ferse)
- Von distal nach proximal arbeiten
- Über den langen Röhrenknochen wird die Vibration weitergeleitet
- Kontrollieren, ob der Reiz durchgeht (gut tastbar)

– Auf den Muskeltonus und die Reaktion des Patienten achten

Dokumentation
– Auf physische, psychische und emotionale Reaktion des Patienten, Besonderheiten und Komplikationen achten und diese schriftlich in der Patientenakte festhalten.

Checkliste zur Anleitung neuer Mitarbeiter und Schüler auf der Apalliker Care Unit

Allgemein

- ☐ Räumlichkeiten
- ☐ Tagesablauf
- ☐ Kennen des eigenen Tätigkeitsprofils
- ☐ Kennen des eigenverantwortlichen, mitverantwortlichen und interdisziplinären Bereichs
- ☐ Kennen des Bezugspflegesystems, Bereichspflegesystems
- ☐ Pflegemodell Orem

Pflege

- ☐ Grundpflege
- ☐ PEG-Sonden- und Gastrotubepflege
- ☐ Verabreichung von Medikamenten für die PEG-Sonde, Gastrotube

☐ Verabreichung von Nahrung	☐ mit Nahrungspumpe (Dauertropf, Bolus)
	☐ Schwerkraft (Dauertropf, Bolus)
	☐ Bolus mit Spritze
☐ Inkontinenzversorgung	☐ Inkontinenzverband
	☐ Dauerkatheter (transurethraler DK, Cystofix)
	☐ Kondomurinal
	☐ Richtlinien des GZW/Standards
☐ Handhabung der diversen ADS	☐ Mediscus Thera Pulse Bett
	☐ motorbetriebene Luftkissenmatratzen
	☐ diverse Weichlagerungsmatratzen und Systeme
☐ Handhabung der	☐ diversen Rollstühle
	☐ Stryker
	☐ Mobilisationshilfen (Hebekran, Rutschbrett)
	☐ Badekran

- ☐ Handhabung des Blutzuckermessgerätes, der Insulinpens, Pulsoxymeter

☐ Setzen eines Dauerkatheters	☐ bei der Frau (DGKS, DGKP)
	☐ Assistenz beim Mann

☐ Absaugen über die Kanüle und Kanülenpflege (DGKS, DGKP)

Pflegekonzepte

Reaktivierende Pflege

☐ Wichtigste Aspekte

Basale Stimulation®

☐ beruhigende Ganzkörperwaschung
☐ belebende Ganzkörperwaschung
☐ Atemstimulierende Einreibung
☐ Vibrationsmassage
☐ orale Stimulation
☐ Homunkulusmassage
☐ Kornährenfeldtherapie
☐ beruhigendes Bad

Affolter-Konzept

☐ Waschung nach Affolter
☐ Lagerung
☐ Mobilisation
☐ einfaches Führen
☐ pflegerisches Führen
☐ Trippeln

Bobath-Konzept

☐ Waschung
☐ Schinkengang
☐ Lagerung
☐ Mobilisation

Kinästhetik®-Konzept

☐ rückenschonende Arbeitsweise
☐ Hinaufbewegen, Hinunterbewegen des Patienten im Bett
☐ Patient zum Bettrand bewegen
☐ Patient auf die Seite drehen
☐ Mobilisation

Lagerung

☐ Bauchlagerung
☐ Rückenlagerung bei Streckmuster
☐ Rückenlagerung bei Beugemuster
☐ Nestlagerung in Rückenlage

- ☐ Nestlagerung in Seitenlage
- ☐ Lagerung in den Königssitz

Scores

- ☐ Frühreha-Barthel-Index
- ☐ Komaremissionsskala
- ☐ Remissionsverlaufskala
- ☐ Skala für expressive Kommunikation und Selbstaktualisierung

Evaluierung mit Stationsleitung und Bezugsperson

- ☐ nach 3 Monaten
- ☐ nach 6 Monaten
- ☐ nach 1 Jahr
- ☐ bei Praktikanten und Schülern nach Terminvereinbarung

Administration

- ☐ Aufnahme
- ☐ Transferierung
- ☐ Urlaub, Ausgang des Patienten
- ☐ Exitus

- ☐ Erstgespräch, Informationssammlung
- ☐ Pflegeplanung mit Pflegediagnosen
- ☐ Evaluierung der Pflegeplanung
- ☐ Dokumentation

- ☐ EDV
  - ☐ Ausdruck von Barcodeetiketten
  - ☐ Anforderung und Ausdruck von Befunden

- ☐ Antidekubitussysteme
  - ☐ Anforderung
  - ☐ Rückgabe
  - ☐ Reparatur

- ☐ Vorgangsweise bei anfallenden Reparaturen (allgemein)

- ☐ Praxisbegleiter:
- ☐ Schüler/Mitarbeiter:

Checkliste
Aufnahme – Diagnose – Therapieprozess
Pflegeperson – Angehörige

☐ Begrüßung und Vorstellung mit Namen und Funktion

☐ Stationsörtlichkeiten zeigen und erklären (Bett, Kasten, …)

☐ Persönliche Gegenstände des Pat. in Verwahrung nehmen oder ev. mit nach Hause geben – dokumentieren

☐ Tagesstruktur

☐ Besuchszeiten

☐ Pflegesysteme (Bereichs-, Bezugspflege)

Pflegekonzepte-Kurzinformation:

☐ Bobath-Konzept   ☐ Affolter
☐ Basale Stimulation   ☐ Kinästhetik
☐ Reaktivierende Pflege

☐ Telefonnummer der Station – Stationsleitung – Stationsarzt – Sozialarbeiter – ev. E-Gebäude, Standesführung – Erreichbarkeit

☐ Angebot Friseur, Fußpflege

☐ Terminvereinbarung für patientenorientiertes Zweitgespräch
 ☐ Fremdanamnese
 ☐ Biographieerhebung
 ☐ Gespräch mit Stationsarzt
 ☐ am Kalender vermerken

☐ Information Österreichische Wachkoma Gesellschaft – Angehörigentreff

☐ Sprechstunde Stationsschwester

☐ Unterstützendes Informationsmaterial aushändigen

☐ Klärung der Erwartungen, Kompetenzen und Probleme aus Sicht der Angehörigen/Pflege bezüglich mitverantwortlichen Bereich, Möglichkeiten der Integration, Schulungsmöglichkeiten

☐ Sachwalter

Checkliste
Aufnahme – Diagnose – Therapieprozess
Pflegeperson – Patient

☐ Begrüßung und Vorstellung mit Namen und Funktion

☐ Zimmer zuteilen

Datenerhebung + Aufnahmeformalität

☐ Akut-Check

☐ Puls	☐ Tracheostoma
☐ Atemfrequenz	☐ PEG
☐ Temperatur	☐ Cystofix
☐ Größe	☐ Vegetative Situation
☐ Gewicht	☐ Vorhandene Befunde/Unterlagen

☐ Informationsgespräch mit Angehörigen

☐ Sofern keine Angehörigen anwesend, abklären, ob diese oder Sachwalter verständigt ist

☐ Übernahme der Effekten und Depositen

☐ Dokumentation in das Effektenbuch

☐ Standbuch eintragen

☐ Hinzemappe und Krankengeschichte anlegen

☐ Anamneseerhebung gemeinsam mit Arzt

☐ Pflegeanamnese

☐ Pflegediagnosen

☐ Norton-Skala

☐ Reaktivierungsstufen

☐ Barthel-Index

☐ Pflegeplanung

Patientenorientierte Tagesstruktur an Apalliker Care Unit

Zeit	Patienten	Angehörige	Pflege	Arzt	Therapeuten
07.00 bis 07.30	Erwachen Ev. Blutabnahme Ev. iv. Medikation	Angehörige	**Dienstübergabe** **Morgenbesprechung** Aufteilung Bereichspflege Bezugspflege **Planung und Koordination** Pflege Dipl. PT Abteilungshelfer Unterstützung des ND-Arztes	**ND** Arzt steht für medizinisch-ärztliche Tätigkeiten und Notfälle zur Verfügung Iv. Medikationen Sonden- und Trachealkanülen Probleme Interkurrente Ereignisse Blutabnahmen Iv. Medikationen Insulinverabreichung Heparinverabreichung	**Morgenbesprechung** Mit Pflege
07.30 bis 09.00	**Frühstück** Vorbereiten/Lagerung orale Stimulation Frühstückseinnahme Sondenernährung **Medikamenten-Einn.** **Pflege** **Spezielle Lagerungen** **Med. Therapien** **Nicht med. Therapien**	ev. **Begleitung** zu auswärtigen Untersuchungen ev. **Mithilfe** bei Nahrungsverabreichung	**Wecken** Begrüßung und Info über Tag, Zeit, Wetter Initialberührung **Ernährung** Vorbereitung/Lagerung Orale Stimulation Verabreichung von Nahrung/Sonde **Medikamenten-Verabreichung** Vitalwertkontrolle Vorbereitung der Kanülen	**Ärztl. Morgenbesprechung**	**Therapien** Lt. Tagesplan Physiotherapie Ergotherapie Logopädie

Visite (Arzt, STSR, Bereichsleitung, ev. Dipl. PT)

Zeit	Patienten	Angehörige	Pflege	Arzt	Therapeuten
08.30 bis 11.30	**Pflege** **Spezielle Lagerungen** **Med. Therapien** **Nicht med. Therapien**	**Begrüßung** **Mithilfe** Pflege/Therapie **Schulung** **Info-Gespräche**	**Pflege:** **Information (Hinze)** Bereichspflege, Bezugspflege Grundpflege Behandlungspflege Fachpflege Waschen, Anziehen, Mobilisieren in den Rollstuhl, regelmäßige Lagerung Kontrakturprophylaxe Schienen anlegen, Dekubitusprophylaxe Pneumonieprophylaxe Atemstimulierende Einreibung Tracheostoma-, PEG-, Cystofix-Management Flüssigkeitszufuhr/Bilanz Lokale Therapien Vitalwertkontrollen **Dokumentation (Hinze)** Info-Gespräche mit Angeh.	**Stationsarbeit** Diagnostische Therapeutische Maßnahmen (iv. Medikation, Sondenwechsel etc.) Bioimpetanz-messungen Blutgasanalysen Organisation Untersuchungen Dokumentation Klinischer Verlauf, Status-Anamneseerhebungen Scorings Überweisungen, Schriftverkehr etc. Info-Gespräche mit Angehörigen	**Einzeltherapien** Vertikalisierung Gangschulung Tonusregulation Verbesserung ROM Kontraktur-behandlung Transferschulung Wahrnehmungs-Schulung Haltungsverbesserung Atemtherapie Schlucktherapie Orale Stimulation
11.30 bis 12.30	**Mittagessen** Vorbereiten/Lagerung orale Stim. Mittagseinnahme Sondenernährung **Medikamenten-Einn.**	**Mithilfe** bei Nahrungs-verabreichung	**Ernährung** Vorbereitung/Lagerung Orale Stimulation Verabr. v. Nahrung/Sonde **Medikamenten-Verabr.**		
12.30 bis 13.15	**Mittags-Ruhepause**		**Mittagsbesprechung** (PP, Arzt, Dipl. PT) aktuelle Ereignisse, Pflege und Therapiepläne		

		Mithilfe	Pflege:	ND	Einzeltherapien
13.15 bis 18.00	**Pflege** Spezielle Lagerungen **Med. Therapien** **Nicht med. Therapien** **Soziale Integration** Aufenthalt im Fernsehraum Animation Aufenthalt mit Angehörigen und Besuchern **Freizeitgestaltung**	**Mithilfe** Pflege/Therapie **Schulung** **Info-Gespräche** **Freizeit-Gestaltung**	**Pflege:** **Information (Hinze)** Bereichspflege, Bezugspflege Grundpflege Behandlungspflege Fachpflege Waschen, Anziehen, Mobilisieren in den Rollstuhl, regelmäßige Lagerung Kontrakturprophylaxe Schienen anlegen, Dekubitusprophylaxe Pneumonieprophylaxe Atemstimulierende Einreibung Tracheostoma-, PEG-, Cystofix-Management Flüssigkeitszufuhr/Bilanz Lokale Therapien Vitalwertkontrollen **Dokumentation (Hinze)** Info-Gespräche mit Angeh. **Therapien:** Animation, Bas. Stim., Affolter	**ND** Arzt steht für medizinisch-ärztliche Tätigkeiten und Notfälle zur Verfügung Iv. Medikationen Sonden- und Trachealkanülen Probleme Interkurrente Ereignisse	**Einzeltherapien** Vertikalisierung Gangschulung Tonusregulation Verbesserung ROM Kontraktur-behandlung Transferschulung Wahrnehmungs-Schulung Haltungsverbesserung Atemtherapie Schlucktherapie Orale Stimulation
18.00 bis 19.00	**Abendessen** Vorbereiten/Lagerung/orale Stim. Abendesseneinnahme Sondenernährung **Medikamenten-Einn.**	**Mithilfe** bei Nahrungsverabreichung	**Ernährung** Vorbereitung/Lagerung Orale Stimulation Verabr. v. Nahrung/Sonde **Medikamenten-Verabr.** **Initialberührung/Abschied**		
19.00 bis 19.30	**Nachtruhe**	**Verabschiedung**	**Dienstübergabe**		

Zeit	Patienten	Angehörige	Pflege	Arzt	Therapeuten
	Nachtruhe				
19.30 bis 22.00			**Pflege** (Nachtmedikation, lokale Therapien, Spätmahlzeiten) Lagerungen Atemstimulierende Einreibung	**ND** Arzt steht für medizinisch-ärztliche Tätigkeiten und Notfälle zur Verfügung Iv. Medikationen Sonden- und Trachealkanülen Probleme Interkurrente Ereignisse	
22.00 bis 05.00			Stdl. Kontrollgänge Medikamente vorbereiten Nachtdiensttätigkeiten lt. Plan Lagerungen		
05.00 bis 06.15			Pflege Inkontinenz-Intimpflege Lagerungen		
06.15 bis 07.00			Dokumentation (Bilanzen abschließen, Vitalwertkontrolle) Vorbereiten des Patienten für vorgesehene Untersuchungen Blutabnahmen etc.		

Primär- und Sekundärprozesse an Apalliker Care Unit

Primärprozess	Sekundärprozesse		
	Betroffene Berufsgruppe		
	Ärzte	*Pflegepersonal*	*Therapeuten*
Aufnahme	Begrüßung und Vorstellung (Patient/Angehörige)	Begrüßung und Vorstellung (Patient/Angehörige)	Begrüßung und Vorstellung
	Akutcheck (Patient): Kardiorespir. Situation, Temperatur, Größe, Gewicht, Tracheostoma, Cystofix, DK, PEG lt. PDA		
	Datenerhebung + Aufnahmeformalitäten		
	Informationsgespräch mit Angehörigen		
Diagnose	Anamneseerhebung mit Angehörigen		Anamnese + Infocheck
	Check und Doku vorh. Befunde		
	Blute, C/P, Kulturen, EKG, EEG, Duplex		
	Ev. CT, MRI, SSEP		
	Ärztl. Status (Neuro/Int.)	Pflegeanamnese lt. PDA	Therapeut. Status/Diagn.
	Scorings (Reaktiv. Stufen, FRB, KRS, Norton, Remissionsstufen, Ashworth-Skala etc.)		
	Ärztl. Diagnose, Pflegediagnose + Dokumentation		PT/Ergo/Logo Status
	Termin f. patientenorientiertes 2. Gespräch mit Angeh. (Erwartungsklärung, Nah-, Fernziele)		

Primärprozess

Therapie

Weitere Therapiemaßnahmen

Sekundärprozesse

Betroffene Berufsgruppe

Ärzte	*Pflegepersonal*	*Therapeuten*
Therapieplanung/Doku	Pflegeplanung/Doku	Th-Planung/Doku
Orale, parenterale Th.	Pflegemaßnahmen	Therapiemaßnahmen
Ernährung/Bilanzierung		

Allgemeine Therapiemaßnahmen (kontinuierlich 24-h-Konzept): Kontrakturprophylaxe, Dekubitusprophylaxe, Pneumonieprophylaxe, Thromboseprophylaxe, Parotitisprophylaxe, Obstipationsprophylaxe

Spezielle Therapiemaßnahmen I (kontinuierlich 24-h-Konzept): Tracheostoma-Management, PEG-Management, Cystofix-Management, Venflon-Management

Regelm. Vitalwertkontrolle: RR, HF, Temp, pO_2, BZ, BB, Gewicht, Bioimpedanz

Patientenorientierte Strukturierung des Tagesablaufes (Bedürfnisse, Fähigkeiten)

Spezielle Therapiemaßnahmen II (kontinuierlich 24-h-Konzept): Basale Stimulation, reaktivierende Pflege, Affolter, Kinästhetik

Lagerung (inkl. Material), Handling nach Bobath, Schienen, orale Stim., ev. Kontinenztraining

Physiotherapie: lt. Standards

Ergotherapie: lt. Standards

Logopädie: lt. Standards

Individueller Förderplan

Regelmäßige Scorings (FRBI, KRS, Ashworth, Remissionsverlauf)

Regelmäßige interdisziplinäre Therapiebesprechung (Ist, Ziel, Maßnahmen)

Mangement von Komplikationen

Fieber

Aspirationspneumonie/Pneumonie

O_2-Therapie

Harnwegsinfekt

Vegetative Krisen: Hypersalivation, Hyperhidrose, Tachykardie

Dekubitus/ADS-Systeme

Kontrakturen, Gelenksveränderungen: lt. Standards

Weitere Therapieoptionen

Botoxtherapie

Baclofenpumpen

Orthopädisch-chirurgische Maßnahmen

Primärprozess

Langzeitbetreuung *„Angehörige aktiv"*

Sekundärprozesse

Betroffene Berufsgruppe

Ärzte

Pflegepersonal

Therapeuten

Miteinbeziehung der Angehörigen in den Tagesablauf

Angehörigenberatung

Angehörigenschulung

Angehörigenbetreuung

Angehörigengruppe der Österreichischen Wachkoma-Gesellschaft

Umfassende Versorgung

Literatur

Zitierte Literatur

Affolter F (1987) Wahrnehmung, Wirklichkeit und Sprache. Neckar-Verlag, Villingen-Schwenningen

American Academy of Neurology (1993) Position statement: certain aspects of the care and management of profoundly and irreversibly paralyzed patients with retained consciousness and cognition. Report of the Ethics and Humanities Subcommittee of the American Academy of Neurology. Neurology 43: 222–223

American Medical Association (1990) Persistent vegetative state and the decision to withdraw or withhold life support. Council on Scientific Affairs and Council on Ethical and Judicial Affairs. JAMA 263: 426–430

ANA Committee on Ethical Affairs (1993) Persistent vegetative state: report of the American Neurological Association Committee on Ethical Affairs. Ann Neurol 33: 368–390

Andrews K, Murphy L, Munday R, Littlewood C (1996) Misdiagnosis of the vegetative state: retrospective study in a rehabilitation unit. BMJ 313: 13–16

Bienstein C, Fröhlich A (1991) Basale Stimulation in der Pflege. Verlag Selbstbestimmtes Leben, Düsseldorf

Bienstein C, Fröhlich A (2003) Basale Stimulation in der Pflege: die Grundlagen. Kallmeyer, Seelze-Velber

Böhm E (1999) Psychobiographisches Pflegemodell nach Böhm, Bd 1, Grundlagen. Maudrich, Wien

Childs NL, Mercer WN, Childs HW (1993) Accuracy of diagnosis of persistent vegetative state. Neurology 43: 1465–1467

Choi SC, Barnes TY, Bullock R, Germanson TA, Marmarou A, Young HF (1994) Temporal profile of outcomes in severe head injury. J Neurosurg 87: 169–173

Feldmann N (2002, 2003) Kursunterlagen Kinästhetik: Grund- und Aufbaukurs. Vervielfältigte Kursunterlagen, Geriatriezentrum am Wienerwald, Wien, Österreich

Gerstenbrand F (1967) Das traumatische apallische Syndrom. Springer, Wien New York

Gill-Thwaites H (1997) The Sensory Modality Assessment Rehabilitation Technique: a tool for assessment and treatment of patients with severe brain injury in a vegetative state. Brain Inj 11: 723–734

Gobiet W, Gobiet R (1999) Frührehabilitation nach Schädel-Hirn-Trauma: Leitfaden zur ergebnis-orientierten aktiven Therapie, 2. Aufl. Springer, Berlin Heidelberg New York Tokyo

Gustorff D, Hannich H-J (2000) Jenseits des Wortes: Musiktherapie mit komatösen Patienten auf der Intensivstation. Huber, Bern

Hagel K, Rietz S (1998) Die Prognose des apallischen Syndroms. Anaesthesist 47: 677–682

Jennett B, Plum F (1972) Persistent vegetative state after brain damage: a syndrome in search of a name. Lancet i: 734–737

Kallert TW (1994) Das „apallische Syndrom": zu Notwendigkeit und Konsequenzen einer Begriffs-klärung. Fortschr Neurol Psychiatr 62: 241–255

Kretschmer E (1940) Das apallische Syndrom. Z Gesamte Neurol Psychiatr 169: 576–579

Levin HS, Saydjari C, Eisenberg HM, Foulkes M, Marshall LF, Ruff RM, Jane JA, Marmarou A (1991) Vegetative state after closed head injury: a Traumatic Coma Data Bank Report. Arch Neurol 48: 580–585

Levy DE, Caronna JJ, Singer BH, Lapinski RH, Frydman H, Plum F (1985) Predicting the outcome from hypoxic ischemic coma. JAMA 253: 1420–1426

Maietta L (2000) Gesundheitsentwicklung und Lernen. Kinaesthetics Institut, Wien, Österreich

Munsat TL, Stuart WH, Cranford RE (1989) Guidelines on the vegetative state: commentary on the American Academy of Neurology statement. Neurology 39: 123–124

Plum F, Posner JB (1980) The diagnosis of stupor and coma. FA Davis, Philadelphia

Sazbon L, Zagreba F, Ronen J, Solzi P, Costeff H (1993) Course and outcome of patients in vegetative state of nontraumatic aetiology. J Neurol Neurosurg Psychiatry 56: 407–409

Schenk L (1998) Kursunterlagen Pflegemodell Orem Weiterbildung für leitendes Pflegepersonal. Vervielfältige Unterlagen, Akademie für Fortbildungen und Sonderausbildungen, Allgemeines Krankenhaus Wien, Wien, Österreich

Söll J (2001) Kursunterlagen 2002, das Affolter-Konzept: gespürte Interaktion im Alltag. Therapiezentrum Burgau, Burgau, Deutschland

Tresch DD, Sims FH, Duthie EH Jr, Goldstein MD, Lane PS (1991a) Clinical characteristics of patients in the persistent vegetative state. Arch Intern Med 151: 930–932

Tresch DD, Sims FH, Duthie EH Jr, Goldstein MD (1991b) Patients in a persistent vegetative state: attitudes and reactions of family members. J Am Geriatr Soc 39: 17–21

Wade DT, Johnston C (1999) The permanent vegetative state: practical guidance on diagnosis and management. BMJ 319: 841–844

Youngner SJ, Landefeld CS, Coulton CJ, Juknialis BW, Leary M (1989) „Brain death" and organ retrieval: a cross-sectional survey of knowledge and concepts among health professionals. JAMA 261: 2205–2210

Zieger A (2002) Der neurologisch schwerstgeschädigte Patient im Spannungsfeld zwischen Bio- und Beziehungsmedizin. Intensiv 10: 261–274

Weiterführende Literatur

Affolter F, Bischofberger W (1993) Wenn die Organisation des zentralen Nervensystems zerfällt – und es an gespürter Information mangelt. Neckar-Verlag, Villingen-Schwenningen

Affolter F, Bischofberger W (1996) Gespürte Interaktion im Alltag. In: Lipp B, Schlaegel W (Hrsg) Wege von Anfang an. Neckar-Verlag, Villingen-Schwenningen, S 77–94

Allgemeine Unfallversicherungsanstalt (Hrsg) (1997) Ganzheitliche Pflege: die Chance für erfolgreiche Rehabilitation, Handbuch für die Praxis, 4., überarbeitete Aufl. Allgemeine Unfallversicherungsanstalt, Wien

American Congress of Rehabilitation Medicine (1995) Recommendations for use of uniform nomenclature pertinent to patients with severe alterations in consciousness. Arch Phys Med Rehabil 76: 205–209

Apalliker Care Unit (2003) Standards für die Langzeitbetreuung von Patienten im Wachkoma: Pflege – Medizin. Apalliker Care Unit, Wien. Geriatrisches Krankenhaus Graz, Graz, Österreich

Arets J, Obex F, Vaessen J, Wagner F (1996) Professionelle Pflege, Bd 1, theoretische und praktische Grundlagen. Neicanos-Verlag, Bocholt

Berek K, Luef G, Marosi M, Saltuari L, Aichner F, Gerstenbrand F (1993) Apallic syndrome – to treat or not to treat? Lancet 341: 899

Binder H (2002) Das apallische Syndrom. Psychopraxis 2002 (3): 18–24

Budnik B (1999) Pflegeplanung leicht gemacht, 2. Aufl. Urban und Fischer, München

Bundesarbeitsgemeinschaft für Rehabilitation, Bundesarbeitsgemeinschaft Phase F (Hrsg) (2000) Wachkoma und danach: die Langzeitrehabilitation schwer und schwerst schädel-hirnbeschädigter Menschen. Bundesarbeitsgemeinschaft für Rehabilitation, Frankfurt am Main

Cavanagh SJ (1985) Pflege nach Orem. Lambertus, Freiburg im Breisgau

Davies PM (1995) Wieder aufstehen: Frühbehandlung und Rehabilitation für Patienten mit schweren Hirnschädigungen. Springer, Berlin Heidelberg New York Tokyo

Dolce G, Sazbon L (2002) The post-traumatic vegetative state. Thieme, Stuttgart

Dörr G, Grimm R, Neuer-Miebach T (Hrsg) (2000) Aneignung und Enteignung: der Angriff der

Bioethik auf Leben und Menschenwürde. Verlag Selbstbestimmtes Leben, Düsseldorf

Drerup E (1995) Modelle der Krankenpflege. Lambertus, Freiburg im Breisgau

Elsbernd A, Glane A (1996) Ich bin doch nicht aus Holz: wie Patienten verletzende und schädigende Pflege erleben. Ullstein Mosby, Berlin

Fawcett J (1996) Pflegemodelle im Überblick. Huber, Bern

Fröhlich A (1991) Basale Stimulation. Verlag Selbstbestimmtes Leben, Düsseldorf

Fuis F (2001) Remissionsverlaufsskala. Landeskrankenhaus Sigmund Freud, Graz, Österreich

Giacino JT, Ashwahl S, Childs N, Cranford R, Jennett B, Katz DI, Kelly JP, Rosenberg JH, Whyte J, Zafonte RD (2002) The minimal conscious state: definition and criteria. Neurology 58: 349–353

Grossman P, Hagel K (1996) Post-traumatic apallic syndrome following head injury. Part 2: treatment. Disabil Rehabil 18: 57–68

Heese C, Preger R, Schmidt H-L (Hrsg) (2003) Das Wachkoma: Berichte vom 8. Symposium der Neurochirurgischen und Neurologischen Fachklinik Kipfenberg. diritto, Eichstätt

Kaltenbach T (1993) Qualitätsmanagement im Krankenhaus, 2. Aufl. Bibliomed, Melsungen

Kampfl A, Schmutzhard E, Franz G, Pfausler B, Haring HP, Ulmer H, Felber S, Golaszewski S, Aichner F (1998) Prediction of recovery from post-traumatic vegetative state with cerebral magnetic-resonance imaging. Lancet 351: 1763–1767

Knobel S (2003) Macht Alter unbeweglich und steif? Kinaesthetics Institut, Wien, Österreich

Krujswijk Jansen J, Mostert H (1977) Pflegeprozess: die Pflegemodelle von Orem und King im Pflegeprozess. Ullstein Mosby, Berlin

Lipp B, Schlaegel W (1996) Wege von Anfang an: Frührehabilitation schwerst hirngeschädigter Patienten. Neckar-Verlag, Villingen-Schwenningen

Marriner-Tomey A (1992) Pflegetheoretikerinnen und ihr Werk. Recom, Basel

Multi-Society Task Force on PVS (1994) Medical aspects of the persistent vegetative state (1). N Engl J Med 330: 1499–1508

Multi-Society Task Force on PVS (1994) Medical aspects of the persistent vegetative state (2). N Engl J Med 330: 1572–1579

Orem DE (1997) Strukturkonzepte der Pflegepraxis. Ullstein Mosby, Berlin

Poletti R (1985) Wege zur ganzheitlichen Krankenpflege: praxisbezogene Anregungen. Recom, Basel

Quester R, Schmitt EW, Lippert-Grüner M (Hrsg) Stufen zum Licht: Hoffnungen für Schädel-Hirnpatienten. hw-Studio Weber, Leimersheim

Rannegger J (1995) Kursunterlagen Basale Stimulation in der Pflege. Neurologisches Krankenhaus Rosenhügel, Wien, Österreich

Schwörer C (1995) Der apallische Patient: aktivierende Pflege und therapeutische Hilfe im Langzeitbereich, 3. Aufl. G Fischer, Stuttgart

Sevenig H (1994) Materialien zur Kommunikationsförderung von Menschen mit schwersten Formen cerebraler Bewegungsstörungen. Verlag Selbstbestimmtes Leben, Düsseldorf

Stöhr M, Brandt T, Einhäupl KM (Hrsg) (1990) Neurologische Syndrome in der Intensivmedizin. Kohlhammer, Stuttgart

Wade DT (1995) Measurement in neurological rehabilitation. Oxford University Press, Oxford

Wildemann B, Fogel W, Grau A (Hrsg) (2002) Therapieleitfaden Neurologie. Kohlhammer, Stuttgart

Zieger A (1998) Neue Forschungsergebnisse und Überlegungen im Umgang mit Wachkoma-Patienten. Rehabilitation 37: 167–176

SpringerMedizin

René Hojdeger, Anna Margarethe Faust

Homunculus-Pflegetherapie®

Taktil-haptisch und faci-oral

2004. XVI, 331 Seiten. Zahlreiche, zum Teil farbige Abbildungen.
Broschiert **EUR 39,80**, sFr 68,–
ISBN 3-211-21209-4

Der berühmte „Penfield-Homunkulus", die bildhafte Darstellung des
motorischen und somatosensorischen Kortex, ist Namensgeber dieser erstmals vorgestellten Pflegetherapie. Es werden die Grundlagen des Therapie-Konzepts, wissenschaftliche Erkenntnisse über
Wahrnehmung, Nervenbahnen, cerebrale Struktur und Funktion
ebenso ausführlich behandelt wie die Methode der Therapie in Wort
und Bild beschrieben wird.

Sie wurde in der neurorehabilitativen Pflege entwickelt, und ihr Ziel
ist es, durch gezielte Einreibungen der Hände und Füße sowie der
taktilen Stimulation des faci-oralen Bereichs – mit festgelegter
Technik und bestimmtem Rhythmus, zeitlicher Ordnung und vorge-
gebenem Berührungsschema – die kortikale Potenz wahrneh-
mungsbeeinträchtigter Patienten aufrechtzuerhalten oder wieder
herzustellen.

Ein anthropologisch orientierter Teil, ergänzende und verbindende
Pflegemaßnahmen zur Therapie sowie eine Analyse der Pflege-
therapie im Zusammenhang mit Pflegeprozess, Pflegemodellen und
Ethik werden ebenso dargestellt.

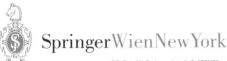

SpringerWienNewYork

P.O. Box 89, Sachsenplatz 4–6, 1201 Wien, Österreich, Fax +43.1.330 24 26, e-mail: books@springer.at, **springer.at**
Haberstraße 7, 69126 Heidelberg, Deutschland, Fax +49.6221.345-4229, e-mail: orders@springer.de, springer.de
P.O. Box 2485, Secaucus, NJ 07096-2485, USA, Fax +1.201.348-4505, e-mail: orders@springer-ny.com
Eastern Book Service, 3–13, Hongo 3-chome, Bunkyo-ku, Tokyo 113, Japan, Fax +81.3.38 18 08 64, e-mail: orders@svt-ebs.co.jp
Preisänderungen und Irrtümer vorbehalten.

SpringerMedizin

Monique Weissenberger-Leduc

Handbuch der Palliativpflege

Dritte, vollständig überarbeitete Auflage.
2002. XVI, 189 Seiten.
Broschiert **EUR 19,90**, sFr 34,–
ISBN 3-211-83829-5

Das Handbuch der Palliativpflege befasst sich systematisch mit der Linderung von Beschwerden im letzten Lebensabschnitt des Menschen, wobei physische und soziale Aspekte integriert gesehen werden. Die Autorin, Krankenschwester und Pflegewissenschafterin, gibt in knapper und übersichtlicher Form fachliche Pflegehinweise für Alltagssituationen mit Schwerkranken und Sterbenden. Die notwendigen, theoretischen Grundlagen werden ebenso vermittelt. Ein ausführliches Kapitel ist der Schmerzbekämpfung gewidmet, weitere behandeln die Unterstützung bei der Bewältigung anderer quälender Symptome, wie z.B. Dysphagie, Schlaflosigkeit oder Angstzustände. Dieses Buch bietet konkrete, praxisnahe Pflegemaßnahmen an und ermöglicht eine bessere Versorgung von Patienten im letzten Lebensabschnitt.
Die **dritte Auflage** wurde vollständig überarbeitet, aktualisiert, und neue Kapitel über Ziele der Palliativpflege, komplementäre pflegerische Maßnahmen sowie über einige wichtige Symptome wurden hinzugefügt.

„... Das Buch bietet konkrete, praxisnahe Pflegemaßnahmen und ermöglicht eine bessere Versorgung von Patienten im letzten Lebensabschnitt." DoktorinWien

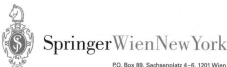
SpringerWienNewYork

P.O. Box 89, Sachsenplatz 4–6, 1201 Wien, Österreich, Fax +43.1.330 24 26, e-mail: books@springer.at, **springer.at**
Haberstraße 7, 69126 Heidelberg, Deutschland, Fax +49.6221.345-4229, e-mail: orders@springer.de, springer.de
P.O. Box 2485, Secaucus, NJ 07096-2485, USA, Fax +1.201.348-4505, e-mail: orders@springer-ny.com
Eastern Book Service, 3–13, Hongo 3-chome, Bunkyo-ku, Tokyo 113, Japan, Fax +81.3.38 18 08 64, e-mail: orders@svt-ebs.co.jp
Preisänderungen und Irrtümer vorbehalten.

SpringerMedizin

Gerhard Kammerlander

Lokaltherapeutische Standards für chronische Hautwunden

Ulcus cruris – Dekubitus – Kompressionstherapie – Weichlagerung

Zweite Auflage.
2001. XXIV, 299 Seiten. 607 großteils farbige Abbildungen.
Broschiert **EUR 49,80**, sFr 85,–
ISBN 3-211-83621-7

Das praxisorientierte Handbuch behandelt die lokaltherapeutischen Standards für chronische Hautwunden nach den neuesten Erkenntnissen der Wundheilungsdynamik und der Physiologie der Wundproliferation unter der Einbeziehung von Co-Faktoren wie Psyche, Ernährung, Alter, Gesamtzustand.

Die Behandlungsformen chronischer Wunden waren in den letzten 20 Jahren einem starken Wandel unterzogen. Die Standards haben sich von der ausschließlich trockenen zur feuchten Wundbehandlung verschoben. Aufgrund der Verschiedenheit chronischer Wunden ist die Abklärung von metabolischen, vaskulären und malignen Ursachen jeweils vor der Anwendung lokaltherapeutischer Maßnahmen erforderlich.

„Das vorliegende Buch ist aus der Sicht der Pflege entstanden und vielleicht gerade deshalb so erfreulich praxisnah ... Durch die hohe Aktualität läßt sich das Buch nicht nur zur Aus- und Weiterbildung nutzen. Die geschilderten, gut nachvollziehbaren Handlungsabläufe lassen sich auch in der täglichen Arbeit umsetzen, so daß das Buch zur Lösung praktischer Probleme herangezogen werden kann."

hautnah dermatologie

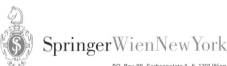

SpringerWienNewYork

P.O. Box 89, Sachsenplatz 4–6, 1201 Wien, Österreich, Fax +43.1.330 24 26, e-mail: books@springer.at, **springer.at**
Haberstraße 7, 69126 Heidelberg, Deutschland, Fax +49.6221.345-4229, e-mail: orders@springer.de, springer.de
P.O. Box 2485, Secaucus, NJ 07096-2485, USA, Fax +1.201.348-4505, e-mail: orders@springer-ny.com
Eastern Book Service, 3–13, Hongo 3-chome, Bunkyo-ku, Tokyo 113, Japan, Fax +81.3.38 18 08 64, e-mail: orders@svt-ebs.co.jp
Preisänderungen und Irrtümer vorbehalten.

SpringerKrankenpflege

Gabriele Thür (Hrsg.)

Professionelle Altenpflege

Ein praxisorientiertes Handbuch

2004. XII, 180 Seiten.
Broschiert **EUR 29,80**, sFr 51,–
ISBN 3-211-40784-7

Wir werden alle länger leben – das prophezeit uns die demographische Entwicklung. Wie wir dabei mit alten und pflegebedürftigen Menschen umgehen, wird zu einer immer größeren Herausforderung unserer Gesellschaft.

Die Versorgung von alten Menschen kann sowohl in stationären Einrichtungen als auch zu Hause erfolgen und ist sowohl für betreute als auch betreuende Personen ein wichtiger Teil ihrer Lebens- und Arbeitswelt. In diesem Buch werden alle pflegerischen Handlungen und Begriffe in einzelnen abgeschlossenen Kapiteln praxisrelevant aufbereitet. Erfahrungsberichte, ein Glossar sowie Stimmungsbilder von in der Langzeitpflege tätigen Personen komplettieren das Werk.

Es ist daher unverzichtbar für alle Personen, die in der Pflege von alten oder chronisch erkrankten Personen tätig sind. Das Handbuch ist sicher ein weiterer und wichtiger Schritt, um professionelles Handeln beschreibbar zu machen.

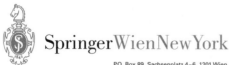
Springer WienNewYork

P.O. Box 89, Sachsenplatz 4–6, 1201 Wien, Österreich, Fax +43.1.330 24 26, e-mail: books@springer.at, **springer.at**
Haberstraße 7, 69126 Heidelberg, Deutschland, Fax +49.6221.345-4229, e-mail: orders@springer.de, springer.de
P.O. Box 2485, Secaucus, NJ 07096-2485, USA, Fax +1.201.348-4505, e-mail: orders@springer-ny.com
Eastern Book Service, 3–13, Hongo 3-chome, Bunkyo-ku, Tokyo 113, Japan, Fax +81.3.38 18 08 64, e-mail: orders@svt-ebs.co.jp
Preisänderungen und Irrtümer vorbehalten.

SpringerMedizin

G. Gatterer (Hrsg.)

Multiprofessionelle Altenbetreuung

Ein praxisbezogenes Handbuch

2003. XX, 413 Seiten. 15 Abbildungen.
Broschiert **EUR 39,80**, sFr 68,–
ISBN 3-211-83812-0

Erstmalig im deutschen Sprachraum wird in diesem Handbuch die Altenbetreuung aus der Sichtweise von unterschiedlichen Fachdisziplinen präsentiert. Namhafte Fachleute aus den Bereichen der Altenpflege, Medizin, Psychologie und Therapie sowie Angehörige von Betroffenen bzw. von Selbsthilfegruppen erläutern praxisbezogene Maßnahmen zur Lösung von leichteren bis schwerwiegenden Problemen, die mit dem Älterwerden verbunden sind.

Von den Themenkreisen werden sowohl stationäre und ambulante Versorgungsstrukturen, Diagnostik und Therapie psychischer Erkrankungen im Alter, als auch Rehabilitation, Kommunikation, Psychotherapie, Palliativmedizin und alternative Betreuungsformen ausführlich behandelt.

G. Gatterer, A. Croy

Geistig fit ins Alter 2

Neue Gedächtnisübungen

2004. IV, 101 Seiten.
Broschiert **EUR 19,90**, sFr 34,–
ISBN 3-211-00822-5

Der zweite Band des erfolgreichen Buches „Geistig fit ins Alter" bietet einerseits neue spezielle Übungen zur Vorbeugung von Gedächtnisstörungen, aber auch einfachere Trainingseinheiten für bereits an Alzheimer erkrankte Personen. Die Übungen des ersten Abschnittes zur Prävention betreffen primär die Bereiche Neulernen, logisches Denken, Konzentration, Geschwindigkeit und Flexibilität der Denkabläufe.

Der zweite Abschnitt beinhaltet zusätzlich Aufgaben zu den Themen Allgemeinwissen, Wortschatz, lebenspraktische Fertigkeiten und Rechenfähigkeit. Die einzelnen Bereiche sind logisch aufeinander abgestimmt, wodurch ein gezieltes Training ermöglicht wird. Zusätzlich werden auch praktische Hilfen und Unterstützung für die Betreuungspersonen angeboten.

SpringerWienNewYork

P.O. Box 89, Sachsenplatz 4–6, 1201 Wien, Österreich, Fax +43.1.330 24 26, e-mail: books@springer.at, **springer.at**
Haberstraße 7, 69126 Heidelberg, Deutschland, Fax +49.6221.345-4229, e-mail: orders@springer.de, springer.de
P.O. Box 2485, Secaucus, NJ 07096-2485, USA, Fax +1.201.348-4505, e-mail: orders@springer-ny.com
Eastern Book Service, 3–13, Hongo 3-chome, Bunkyo-ku, Tokyo 113, Japan, Fax +81.3.38 18 08 64, e-mail: orders@svt-ebs.co.jp
Preisänderungen und Irrtümer vorbehalten.

SpringerKrankenpflege

Brigitte Scharb

Spezielle validierende Pflege

Mit Geleitworten von Charlotte Staudinger und Alfred Huber.
Zweite, verbesserte und erweiterte Auflage.
2001. XVIII, 272 Seiten. 3 Abbildungen.
Broschiert **EUR 42,95**, sFr 73,50
(Unverbindliche Preisempfehlung)
ISBN 3-211-83507-5

Die „Spezielle validierende Pflege" ist ein von Brigitte Scharb entwickeltes geriatrisches Pflegemodell, welches die Befriedigung psychosozialer Grundbedürfnisse desorientierter, hochbetagter Personen im Rahmen des Pflegeprozesses zum Ziel hat. In diesem individuellen Pflegekonzept wird die Bewahrung und Förderung vorhandener Kompetenzen der Klienten dauerhaft unterstützt und ein Absinken in ein Stadium stärkerer Desorientiertheit nach Möglichkeit verhindert. Dies basiert auf einer präzisen Dokumentation und Biographieerhebung und erfolgt unter Einsatz validierender Techniken bzw. Pflegemaßnahmen.

Validation ist eine Kommunikationsmethode zum Verständnis sehr alter und desorientierter Menschen, die von Naomi Feil in den Jahren 1963–1980 entwickelt wurde. Desorientiertheit wird danach in vier Stadien gegliedert, wobei jedes dieser Stadien durch typische körperliche und emotionale Charakteristika gekennzeichnet ist. Die Autorin gibt anhand zahlreicher praktischer Fallbeispiele eine umfassende Einführung in die theoretischen Grundlagen des Pflegemodells und zeigt, wie ein entsprechendes Bedürfnismodell erstellt wird.

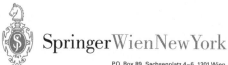
SpringerWienNewYork

P.O. Box 89, Sachsenplatz 4–6, 1201 Wien, Österreich, Fax +43.1.330 24 26, e-mail: books@springer.at, **springer.at**
Haberstraße 7, 69126 Heidelberg, Deutschland, Fax +49.6221.345-4229, e-mail: orders@springer.de, springer.de
P.O. Box 2485, Secaucus, NJ 07096-2485, USA, Fax +1.201.348-4505, e-mail: orders@springer-ny.com
Eastern Book Service, 3–13, Hongo 3-chome, Bunkyo-ku, Tokyo 113, Japan, Fax +81.3.38 18 08 64, e-mail: orders@svt-ebs.co.jp
Preisänderungen und Irrtümer vorbehalten.

SpringerMedizin

Claudia Schumm

Feng Shui im Krankenhaus

Architektur und Heilung
Räume für die Seele / Healing Rooms in Hospitals

Mit einer wissenschaftlichen Studie von Ernst Gehmacher.
Übersetzung ins Englische: Jill Kreuer und Helga Pöcheim.
2004. 168 Seiten. Zahlreiche farbige Abbildungen. Mit Audio-CD
Text: deutsch/englisch
Gebunden **EUR 45,90**, sFr 78,50
ISBN 3-211-21466-6

In den letzten Jahren wurden erstmals Abteilungen von öffentlichen Krankenhauseinrichtungen – als besonderes Beispiel sei hier das Wiener Krankenhaus Lainz erwähnt – nach den fernöstlichen Feng Shui-Richtlinien umgebaut und gestaltet. Die positiven Reaktionen von Personal und Patienten haben die Architektin veranlasst, ein Buch über die dahinterstehenden geistigen Prinzipien zusammenzustellen. Zahlreiche Farbfotos vermitteln die besondere Atmosphäre.

Dieses Buch zeigt sehr eindrucksvoll die Verbindung von Architektur und Medizin auf, sowie die Wirkung des Raumes auf die Gesundung. Die positive Wirkung des Umfeldes auf den Genesungsprozess wird im Buch wissenschaftlich belegt. Zahlreiche Künstler stellen ihre energetisierenden Arbeiten vor, und auch Ärzte berichten über ihre persönlichen Erfahrungen, Feng Shui an einen ungewöhnlichen Ort zu bringen. Dieses Buch verbindet Medizin, Architektur, Kunst und Spiritualität.

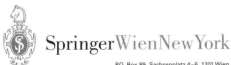
SpringerWienNewYork

P.O. Box 89, Sachsenplatz 4–6, 1201 Wien, Österreich, Fax +43.1.330 24 26, e-mail: books@springer.at, **springer.at**
Haberstraße 7, 69126 Heidelberg, Deutschland, Fax +49.6221.345-4229, e-mail: orders@springer.de, springer.de
P.O. Box 2485, Secaucus, NJ 07096-2485, USA, Fax +1.201.348-4505, e-mail: orders@springer-ny.com
Eastern Book Service, 3–13, Hongo 3-chome, Bunkyo-ku, Tokyo 113, Japan, Fax +81.3.38 18 08 64, e-mail: orders@svt-ebs.co.jp
Preisänderungen und Irrtümer vorbehalten.

SpringerMedizin

T. Rosenthaler,
A. Fitzgerald (Hrsg.)

Was haben Sie?
Was fehlt Ihnen?

Praxisorientiertes NLP
im Gesundheitswesen

2004. X, 362 Seiten.
Broschiert **EUR 39,80**, sFr 68,–
ISBN 3-211-00826-8

Was haben Sie? Was fehlt Ihnen?

In diesem praktischen Buch über NLP
und seine Anwendbarkeit im Gesundheitswesen denken die Autorinnen
nicht nur darüber nach, welche unterschiedlichen Welten die Antworten auf
diese beiden Fragen entstehen lassen,
sondern sie zeigen vor allem praxisbezogene und kompetente Einblicke in
die Welt des NLP.

Neben erkenntnistheoretischen Grundlagen des „Neurolinguistischen Pro-
grammierens" präsentieren die erfahrenen NLP-Trainerinnen präzise Beschreibungen von Techniken und Methoden, hilfreiche und zielorientierte
Sprachmuster, Fallbeispiele, wirkungs-
volle Übungen und verständnisför-
dernde Metaphern.

A. Fitzgerald, G. Zwick

Patientenorientierte
Gesprächsführung
im Pflegeprozess

Gedicht, Geschichte und Zeichnungen
von S. Ohorn und Beiträge von A. Seidl.
2001. IX, 123 Seiten. Zahlreiche Abbildungen.
Broschiert **EUR 19,90**, sFr 34,–
ISBN 3-211-83664-0

Pflegeprozess einmal anders – dieses
Buch dient dazu, den Prozess der
Pflege und die dabei zu führenden
Gespräche zu erleichtern. Professionelle Kommunikation ist als Basisfer-
tigkeit für jede Pflegeperson wichtig,
um sich Schritt für Schritt in Richtung
tatsächlicher Patientenorientierung zu
bewegen.

Der Wert dieses Buches liegt vor allem
in der praktischen Anwendung. Es vermittelt Fähigkeiten und Fertigkeiten, in
einem Gespräch wirklich das zu erreichen, was erreicht werden soll.

Es verbessert die Wahrnehmung, die
Verarbeitung von Eindrücken und weist
auf Einstellungen hin, die Gespräche
einfacher oder schwieriger machen
können.

SpringerWienNewYork

P.O. Box 89, Sachsenplatz 4–6, 1201 Wien, Österreich, Fax +43.1.330 24 26, e-mail: books@springer.at, **springer.at**
Haberstraße 7, 69126 Heidelberg, Deutschland, Fax +49.6221.345-4229, e-mail: orders@springer.de, springer.de
P.O. Box 2485, Secaucus, NJ 07096-2485, USA, Fax +1.201.348-4505, e-mail: orders@springer-ny.com
Eastern Book Service, 3–13, Hongo 3-chome, Bunkyo-ku, Tokyo 113, Japan, Fax +81.3.38 18 08 64, e-mail: orders@svt-ebs.co.jp
Preisänderungen und Irrtümer vorbehalten.

Springer-Verlag
und Umwelt

ALS INTERNATIONALER WISSENSCHAFTLICHER VERLAG
sind wir uns unserer besonderen Verpflichtung der
Umwelt gegenüber bewusst und beziehen umwelt-
orientierte Grundsätze in Unternehmensentschei-
dungen mit ein.

VON UNSEREN GESCHÄFTSPARTNERN (DRUCKEREIEN,
Papierfabriken, Verpackungsherstellern usw.) verlan-
gen wir, dass sie sowohl beim Herstellungsprozess
selbst als auch beim Einsatz der zur Verwendung
kommenden Materialien ökologische Gesichtspunk-
te berücksichtigen.

DAS FÜR DIESES BUCH VERWENDETE PAPIER IST AUS
chlorfrei hergestelltem Zellstoff gefertigt und im
pH-Wert neutral.